AF340863

BIBLIOTHÈQUE MÉDICALE

PUBLIÉE SOUS LA DIRECTION

DE MM.

J.-M. CHARCOT
Professeur à la Faculté de médecine
de Paris
Membre de l'Institut.

G.-M. DEBOVE
Professeur à la Faculté de médecine
de Paris
Membre de l'Académie de médecine.

BIBLIOTHÈQUE MÉDICALE CHARCOT-DEBOVE

VOLUMES PARUS DANS LA COLLECTION :

V. Hanot. LA CIRRHOSE HYPERTROPHIQUE AVEC ICTÈRE CHRONIQUE.

G.-M. Debove et Courtois-Suffit. TRAITEMENT DES PLEURÉSIES PURULENTES.

J. Comby. LE RACHITISME.

Ch. Talamon. APPENDICITE ET PÉRITYPHLITE.

G.-M. Debove et Rémond (de Metz). LAVAGE DE L'ESTOMAC.

J. Seglas. DES TROUBLES DU LANGAGE CHEZ LES ALIÉNÉS.

A. Sallard. LES AMYGDALITES AIGUES.

L. Dreyfus-Brisac et I. Bruhl. PHTISIE AIGUE.

B. Sollier. LES TROUBLES DE LA MÉMOIRE.

De Sinéty. DE LA STÉRILITÉ CHEZ LA FEMME ET DE SON TRAITEMENT.

G.-M. Debove et J. Renault. ULCÈRE DE L'ESTOMAC.

G. Daremberg. TRAITEMENT DE LA PHTISIE PULMONAIRE, 2 vol.

Ch. Luzet. LA CHLOROSE.

E. Mosny. BRONCHO-PNEUMONIE.

A. Mathieu. NEURASTHÉNIE.

N. Gamaleia. LES POISONS BACTÉRIENS.

H. Bourges. LA DIPHTÉRIE.

Paul Blocq. LES TROUBLES DE LA MARCHE DANS LES MALADIES NERVEUSES.

P. Yvon. NOTIONS DE PHARMACIE NÉCESSAIRES AU MÉDECIN, 2 vol.

L. Galliard. LE PNEUMOTHORAX.

E. Trouessart. LA THÉRAPEUTIQUE ANTISEPTIQUE.

Juhel-Rénoy. TRAITEMENT DE LA FIÈVRE TYPHOIDE.

J. Gasser. LES CAUSES DE LA FIÈVRE TYPHOIDE.

G. Patein. LES PURGATIFS.

A. Auvard et E. Caubet. ANESTHÉSIE CHIRURGICALE ET OBSTÉTRICALE.

L. Catrin. LE PALUDISME CHRONIQUE.

Labadie-Lagrave. PATHOGÉNIE ET TRAITEMENT DES NÉPHRITES ET DU MAL DE BRIGHT.

E. Ozenne. LES HÉMORROIDES.

Pierre Janet. ETAT MENTAL DES HYSTÉRIQUES. LES STIGMATES MENTAUX.

H. Luc. LES NÉVROPATHIES LARYNGÉES.

R. du Castel. TUBERCULOSES CUTANÉES.

J. Comby. LES OREILLONS.

Chambard. LES MORPHINOMANES.

J. Arnould. LA DÉSINFECTION PUBLIQUE.

Achalme. ERYSIPÈLE.

P. Boulloche. LES ANGINES A FAUSSES MEMBRANES.

E. Lecorché. TRAITEMENT DU DIABÈTE SUCRÉ.

Barbier. LA ROUGEOLE.

M. Boulay. PNEUMONIE LOBAIRE AIGUE, 2 vol.

A. Sallard. HYPERTROPHIE DES AMYGDALES.

Richardière. LA COQUELUCHE.

G. André. HYPERTROPHIE DU CŒUR.

E. Barié. BRUITS DE SOUFFLE ET BRUITS DE GALOP.

L. Galliard. LE CHOLÉRA.

Polin et Labit. HYGIÈNE ALIMENTAIRE.

Ménard. LA COXALGIE.

P. Janet. ETAT MENTAL DES HYSTÉRIQUES. ACCIDENTS MENTAUX.

Boiffin. TUMEURS FIBREUSES DE L'UTÉRUS.

L. Rondot. LE RÉGIME LACTÉ.

F. Verchère. LA BLENNORRHAGIE CHEZ LA FEMME, 2 vol.

POUR PARAITRE PROCHAINEMENT :

L. Capitan. THÉRAPEUTIQUE DES MALADIES INFECTIEUSES.

Legrain. MICROSCOPIE CLINIQUE.

H. Gillet. RYTHMES DES BRUITS DU CŒUR (physiol. et pathol.).

P. de Molènes. TRAITEMENT DES MALADIES DE LA PEAU.

G. Martin. MYOPIE, HYPEROPIE, ASTIGMATISME.

F. Legueu. CHIRURGIE DU REIN ET DE L'URETÈRE.

Blache. FORMULAIRE DES MALADIES DE L'ENFANCE.

Ch. Monod et J. Jayle. CANCER DU SEIN.

Garnier. CHIMIE MÉDICALE.

Mauclaire. OSTÉOMYÉLITES DE LA CROISSANCE.

A. Reverdin. ANTISEPSIE CHIRURGICALE.

De Guermonprez (de Lille) et **Bécue** (de Cassel). ACTINOMYCOSE.

L. Beurnier. LES VARICES.

A. Robin. RUPTURES DU CŒUR.

G. André. L'INSUFFISANCE MITRALE.

A. Martha. DES ENDOCARDITES AIGUES

De Grandmaison. LA VARIOLE.

P. Achalme. IMMUNITÉ.

Ferrand. LE LANGAGE. LA PAROLE ET LES APHASIES.

Chaque volume se vend séparément. Relié : 3 fr.50.

LA
BLENNORRHAGIE
CHEZ LA FEMME

ÉTIOLOGIE
ORGANES GÉNITAUX EXTERNES
URÈTHRE ET VESSIE

PAR

Le Dr F. VERCHÈRE

Chirurgien de Saint-Lazare

Medio de fonte leporum
Surgit amari aliquid.
(Lucrèce, liv. IV. v. 1129.)

TOME I

PARIS

RUEFF ET Cⁱᵉ. ÉDITEURS

106, BOULEVARD SAINT-GERMAIN, 106

1894

DE LA
BLENNORRHAGIE
CHEZ LA FEMME

INTRODUCTION

Les deux sexes sont également atteints par la blennorrhagie. L'un et l'autre paient un large tribut à cette « maladie vénérienne » et cependant jusque dans ces dernières années, la chaudepisse de l'homme avait semblé seule attirer l'attention des pathologistes. La blennorrhagie de la femme, signalée de loin en loin comme cause de complications légères, de troubles passagers, ne paraissait pas avoir été regardée comme digne d'une étude attentive et complète. Bien plus, à la femme, on avait nié le droit de *ne pas avoir* la blennorrhagie. Elle la possédait innée, immanente et imminente. Tout écoulement liquide se faisant par les voies génitales féminines, y compris le sang physiologique des règles, était regardé comme suspect et capable de provoquer, de communiquer la blennorrhagie. C'était supprimer de fait toute contagion nécessaire pour la femme et, par suite, ignorer tout traitement, puisqu'elle n'était pas responsable du danger qu'elle faisait courir, puisqu'elle était *contagionnante* sans avoir été *contagionnée*.

Cette opinion n'a que depuis peu de temps été abandonnée et, cependant dans les meilleurs auteurs classiques nous la retrouvons reproduite. Il est temps de réagir, de montrer que la femme ne peut être atteinte de blennorrhagie qu'après avoir été contagionnée et que cette contagion c'est à l'homme qu'elle la doit. Il est temps de montrer combien grave peut être pour elle cette contagion, et que, bien souvent, elle paie de sa vie la négligence ou l'indifférence de l'homme qui, sciemment ou inconsciemment, lui transmet la blennorrhagie.

On a conservé à la syphilis le nom de « maladie honteuse » (nom ridicule, car il n'y a pas, il ne doit pas y avoir de maladie honteuse); on a contre elle édicté les lois les plus sévères ; on entend partout fulminer pour obtenir des règlements, des mesures d'hygiène officielles, mettant les populations à l'abri de ce terrible fléau, la syphilis; mais on n'a pas encore songé à mettre au même pilori la blennorrhagie. Les malades ne sont pas prévenus de la gravité grande de la gonorrhée. On craint la vérole, mais on rit de la chaudepisse. C'est un écoulement, un échauffement ; on garde avec placidité une goutte militaire. Personne ne songe à mettre en quarantaine vénérienne un homme atteint de blennorrhée chronique, et cet homme avec la tranquillité la plus grande, transmettra la blennorrhagie dont il est atteint à des filles publiques s'il est célibataire, à sa femme s'il est marié. M. le professeur Fournier a, avec juste raison, plaidé la cause de la « syphilis insontium » il est temps de créer la « blennorrhagie des innocentes ». On ne doit plus rire de la blennorrhagie, il faut savoir que l'on en meurt, les hommes, par le rétrécissement de l'urèthre et la néphrite, les femmes, par la métrite et la salpingite suppurée. Et les femmes qui meurent ainsi ne sont pas des filles, ne sont pas des prostituées s'étant exposées, par métier, aux dangers de la profession de fille de joie; ce sont des jeunes femmes, nouvelles mariées pour la plupart, des jeunes mères de famille qui, après leur premier accouchement, voient survenir des crises de douleurs à chaque époque de règle, puis des fleurs blanches, des métrorrhagies, ne peuvent plus marcher, gardent bientôt le lit et passent, sur une chaise longue, quatre ou cinq ans de leur jeunesse jusqu'au jour où exténuées, épuisées, désespérées elles ont recours au chirurgien qui, au prix du sacrifice de l'utérus, des trompes, des ovaires, leur rend une existence possible, acceptable, en les privant des joies de la maternité, en en faisant des castrats féminins. Qu'avait-elle commis cette jeune femme pour être ainsi malheureuse? N'est-ce pas une « innocente » dans toute l'acception du mot? Et cependant c'est à une affection vénérienne, à une « maladie honteuse » qu'elle doit son malheur. C'est au mari incomplètement guéri d'une ancienne blennorrhagie qu'il faut demander compte de ce malheur, c'est lui qui est l'auteur de tout le mal.

Il faut le dire, il faut le répéter, la blennorrhagie de la femme est une affection grave, extrêmement grave, et elle peut atteindre toutes les femmes ; elle ne respecte aucune position sociale, elle ne recule devant aucune vertu.

Il faut savoir qu'à ses débuts on peut la guérir. mais que, si on ne la soigne pas à ce moment, elle peut s'étendre, envahir, se généraliser et n'être plus curable alors qu'au prix des plus pénibles sacrifices. Il faut savoir que c'est à elle que l'on doit attribuer la stérilité d'un grand nombre de femmes et que, si elle n'entraîne pas autant d'avortements en apparence que la syphilis, elle entrave la fécondation et contribue peut-être plus encore à la dépopulation.

Malheureusement, la blennorrhagie chez la femme se dissimule, se cache ; il faut la rechercher et savoir la trouver pour la découvrir ; elle n'a pas toujours des caractères qui la distinguent facilement ; elle peut s'établir sournoisement sans que rien avertisse de sa présence ; on ne la trouve que lorsqu'elle a déjà produit des lésions graves ; mais il faut être convaincu de ce fait, que chaque fois qu'une lésion se révèle, qui peut faire penser à la blennorrhagie, il faut, sans plus tarder, agir comme si on avait affaire à elle ; il faut pousser l'investigation aussi loin que possible et il sera bien rare qu'on ne découvre pas un indice qui mettra sur la voie du diagnostic et, par suite, d'un traitement encore efficace.

C'est à la recherche des moyens de diagnostic que nous mettrons tous nos soins. Nous tâcherons de montrer l'aspect que présente la blennorrhagie féminine dans toutes les localisations qu'elle peut adopter ; nous montrerons comment les contagions, en apparence les plus inattendues, peuvent se produire et comment aussi la blennor rhagie peut atteindre les malades chez lesquelles on est le moins en droit de la soupçonner. Enfin, nous nous attacherons à indiquer le traitement qui peut mettre à l'abri des terribles complica- tions de cette blennorrhagie féminine si commune et d'ordinaire si négligée.

C'est cette malignité possible de la chaudepisse qui a suscité cette monographie ; si elle pouvait tenir en éveil ceux qui, par légèreté ou par igno- rance, exposent à tous ses dangers les femmes qu'ils contaminent, si elle pouvait secouer la tor- peur de ceux qui doivent veiller à la santé publi- que, l'auteur en serait largement récompensé et aurait ainsi fait œuvre méritoire.

Mars 1892.

I

APERÇU HISTORIQUE

NATURE DE LA BLENNORRHAGIE CHEZ LA FEMME

Les organes génitaux de la femme tapissés dans toute leur étendue d'une muqueuse fine, pourvue dans toutes ses parties de glandes nombreuses et par leurs fonctions jouant un rôle physiologique considérable et surtout actif, présentant une série de plis et de replis, d'anfractuosités et de saillies, de culs-de-sacs et de promontoires, sont prédisposés plus que tout autre région à des inflammations diverses, aiguës ou chroniques, en prenant le terme d'inflammation dans l'acception large et assez vague qu'on lui attribuait autrefois. Il était donc à supposer que la blennorrhagie qui chez l'homme n'a, pour ainsi dire à sa disposition que le canal long, étroit et assez difficilement accessible de l'urèthre et par suite s'y présente avec un aspect toujours le même, trouverait chez la femme un champ plus varié pour son développement et y pourrait produire des lésions plus nombreuses et plus diverses.

Cette multiplicité des accidents inflammatoires possibles de la muqueuse génitale de la femme a égaré pendant longtemps les esprits les plus clairvoyants, les auteurs les plus expérimentés et leur a fait confondre sous une dénomination unique les affections les plus différentes de nature. Ce n'est que dans la période moderne que l'on est parvenu à bien différencier la blennorrhagie des autres affections similaires ou analogues pouvant, par des symptômes identiques, en apparence, donner le change aux observateurs. Et cela a plus qu'une importance théorique et scientifique, il en est résulté des erreurs pratiques fâcheuses, des interprétations nuisibles de par les conclusions thérapeutiques qu'on était autorisé à en tirer.

Cette histoire de la blennorrhagie, qui est identique chez l'homme et chez la femme, présente cependant chez cette dernière une importance capitale. Elle a déterminé de tels changements dans les idées, entraîné de telles conséquences au point de vue de cette partie de la vénéréologie, que sa connaissance est nécessaire si l'on veut comprendre par quelle suite de démonstrations on est arrivé à établir, d'une façon précise, le tableau général de la blennorrhagie telle qu'on doit la comprendre actuellement.

Cette histoire peut se diviser en trois périodes. La **période ancienne**, la **période classique** et la **période moderne**.

HISTORIQUE. — **Période ancienne**. — Je ne veux en dire que quelques mots; elle n'a plus qu'un intérêt historique. C'est l'époque où l'on confondait toutes les affections génitales; où la spermatorrhée était assimilée au chancre simple, où la blennorrhagie était regardée comme un écoulement de semence corrompue. Dans cette même période ancienne, la syphilis, ayant fait son apparition dès le XVe siècle, accentua encore la confusion. La blennorrhagie devint un des symptômes de la syphilis. En somme le chaos régnait. A peine trouve-t-on dans Moïse (*Lévitique*, ch. XV) quelques règles de traitement et quelques principes d'hygiène pour guérir et éloigner la blennorrhagie, qui paraît avoir été connue de son temps chez les Hébreux. Hérodote, Hippocrate ont aussi donné quelques passages qui semblent se rapporter à la blennorrhagie. Les Arabes, les Arabistes ont eu des notions un peu plus précises et Gruner (*Aphrodisiacus*, p. 13 et suiv.) décrit avec beaucoup d'exactitude la blennorrhagie chez l'homme et même chez la femme; il enseigne ses causes, ses complications, son traitement. Malgré ces quelques exceptions, les auteurs n'en n'étaient pas moins ignorants encore, de la nature même de la blennorrhagie. Ils la reconnaissent comme vénérienne, comme due à la contagion, dans les rapports sexuels, mais sans en soupçonner la spécificité. Guy de Chauliac intitule un des chapitres de son livre : *De Calefæctione et fœtiditate virgæ propter decubitum cum muliere fœtida.*

La syphilis devait peu à peu englober à son profit la blennorrhagie; l'opinion fut proposée par Brassavola et acceptée par la plupart des auteurs pendant près de deux siècles. Ambroise Paré, dans son 19e livre, donne comme étiologie de la chaude-pisse « qu'elle se fait pour avoir habité avec celle qui aurait quelque ulcère dans les parties hon-teuses, quelque matière procédant de vérole, qui s'insinuant dans les parties génitales, les infecte et quelquefois tout le corps » (liv. XIX, chap. XVIII). De cette théorie il faut rapprocher les conséquen-ces qu'en pouvaient tirer les théories régnantes à l'époque ; à savoir que « cette chaudepisse peut con-tinuer aux uns plus longtemps, aux autres moins, *sans donner la grosse vérole*, à cause de l'écoule-ment qui se fait de quelques autres liqueurs avec la semence qui lavent, en quelque manière, les ulcères et qui emportent une partie du ferment vé-rolique ». (*Traité de la maladie vénérienne*, Gervais Uçay, Toulouse, 1643, chap. IV, p. 24.) Même opi-nion se retrouve chez Astruc (1760) qui, cependant, s'est dans certains passages rapproché de la vérité, surtout au point de vue féminin et a su très ju-dicieusement observer les faits qu'il avait sous les yeux. Mais, entraîné par les opinions de son siècle, il écrivit que la gonorrhée *ne causait jamais la vérole* « pourvu que la semence ou la liqueur séminale infectée de virus coule abondamment et librement ».

Cette période de confusion générale ne prit fin qu'au milieu du siècle dernier et ce n'est qu'en 1757 que l'on vit avec Morgagni s'établir la distinction entre la syphilis et la blennorrhagie.

Période classique. — La deuxième période de l'histoire de la blennorrhagie date de cette époque. Elle présente deux caractères distincts.

C'est pendant cette période que l'on reconnaît :
1° que l'écoulement de la blennorrhagie n'est pas
constituée par un écoulement de *semence* ; 2° que
la syphilis est tout à fait distincte de la blennorrhagie. Ces deux caractères, et surtout le premier,
vont jouer un grand rôle dans la blennorrhagie
féminine, et pendant longtemps, chose étrange,
maintenir une erreur qui, seulement, dans ces
dernières années, commence à s'effacer.

Morgagni démontre que nombre de blennorrhagies existent sans ulcération de l'urèthre, puis
Cockburne montre (1757) que le pus blennorrhagique ne provient pas de la semence, et Balfour
(1767) sépare complètement la gonorrhée de la
vérole. A ces noms, il faut ajouter celui de l'illus-
tre Hunter, leur adversaire le plus convaincu. Une
inoculation malheureuse que je vais rapporter
l'empêcha d'accepter les idées nouvelles et l'é-
loigna de la vérité.

Il s'inocula du pus blennorrhagique, malheureusement provenant d'un individu simultanément syphilitique ; le résultat fut un chancre induré suivi de tous les accidents de la syphilis. Il en
conclut l'identité de la syphilis et de la blennorrhagie ; il resta le partisan passionné de l'identité
des deux affections. Malgré lui, les idées progres-
saient et Benjamin Bell put écrire le *Traité de
la gonorrhée virulente*, traduit par Bosquillon en
1802. C'était le dernier coup porté aux *identistes*.
Il suffit de rappeler, dès ce moment, le travail de
Hernandez (1812) basé sur les inoculations de
blennorrhagie qu'il pratiqua sur les forçats du ba-
gne de Toulon, et qui démontraient manifeste-

ment et d'une façon définitive que la blennorrhagie n'avait d'autre rapport avec la syphilis que
celui d'une coexistence possible, chez un même
sujet, mais évoluant individuellement, sans présenter d'identité de nature.

Cette séparation de la blennorrhagie se faisait
jour au moment où la doctrine de Broussais brillait
d'un vif éclat ; l'inflammation, l'irritation étaient
le commencement de toute lésion, de toute manifestation morbide. La blennorrhagie devenait une
inflammation, sans caractère particulier autre que
sa localisation et son origine vénérienne, et de
même aussi la syphilis.

Cette opinion prit rang dans la science et s'établit, pendant de longues années, non pour la
syphilis qui fut assez rapidement mise à part, grâce
aux travaux connus de Ricord, et reconnue comme
spécifique, mais pour la blennorrhagie et surtout
pour la blennorrhagie féminine.

C'est en effet pour celle-ci que les *non-virulistes*
conservèrent et conservent encore leur opinion.

L'uréthrite blennorrhagique chez l'homme a
conquis, il y a près d'un siècle, son droit nosologique ; ses caractères symptomatiques étaient
reconnus assez tranchés, son étiologie assez nettement accusée, et surtout son évolution assez
caractéristique pour qu'on acceptât rapidement
sa spécificité. On distinguait déjà il y a quelques
années (il n'y a pas très longtemps), l'uréthrite
blennorrhagique, de l'uréthrite simple ; l'uréthrite
par coït de l'uréthrite par cathétérisme, par
exemple. On reconnaissait volontiers les différences tranchées qui existent entre les symptômes

aigus, douloureux, de la blennorrhagie d'inoculation *féminine* et l'écoulement indolore, atone de l'uréthrite des vieillards cathétérisés.

La femme n'a pas obtenu aussi vite son droit à la blennorrhagie spécifique, et toute la fin de la deuxième période de l'histoire de la blennorrhagie a été consacrée à la défense de cette opinion erronée que la femme était dangereuse *ipso facto*, qu'elle recélait en elle tous les éléments nécessaires pour donner la blennorrhagie, que toutes ses sécrétions physiologiques vulvaires ou utérines, muqueuses ou sanguines, que la leucorrhée aussi bien que le flux menstruel pouvaient être l'origine de la blennorrhagie. La femme était redevenue *l'être impur* des Hébreux non-seulement au moment de ses périodes menstruelles, mais même à toute période de son existence pour peu « qu'elle soit lymphatique, pâle, blonde plutôt que brune » qu'elle ait reçu des hommages répétés, « 2 ou 3 rapports ne sont pas de trop » ; elle devint dangereuse, virulente et put d'après l'opinion admise créer un état pathologique, qui à son tour pourra devenir l'origine de contagions multiples et répétées.

Cette opinion qui semble si bizarre actuellement et qui, très certainement disparaîtra peu à peu, a été soutenue, l'est encore et prolonge la deuxième période de l'histoire de la blennorrhagie.

Ricord, dont le nom revient dans toute cette période, lorsqu'on traite des affections vénériennes, a été le défenseur le plus brillant et le plus puissant de cette doctrine. — Après lui son élève et savant continuateur, le professeur Fournier est venu prêter l'appui de sa parole autorisée aux défenseurs de l'opinion de son maître ; et cette opinion on la trouve reproduite dans la plupart des livres classiques; je citerai à côté de lui Melchior Robert, Alph. Guérin. — Jullien dans son *Traité des maladies vénériennes*, certainement un des livres les mieux faits et les plus complets sur la vénéréologie, se fait le champion de cette même théorie. Pour lui, la blennorrhagie n'est pas le fait d'un virus : « Telle la doctrine physiologique l'avait faite, telle elle resta pour l'école si nombreuse aujourd'hui des phlogogénistes. L'hypothèse d'un virus était tombée devant les faits, la blennorrhagie n'était plus qu'une affection purement inflammatoire, une suppuration vulgaire. »

Les phlogogénistes cependant ne restèrent pas, dans toute cette deuxième période, seuls maîtres du champ de bataille ; quelques auteurs tenaient haut et ferme le drapeau de la spécificité blennorrhagique. Un esprit droit, d'un bons sens clinique supérieur, avant toute démonstration de laboratoire avait déjà nié contre l'école de Ricord tout entière la banalité blennorrhagique de la femme. Gosselin n'avait pu admettre cette monstruosité doctrinale « qu'une femme puisse donner la blennorrhagie sans l'avoir ». Et, comme l'a dit un auteur plein d'esprit, « en matière de vénéréologie comme en tout autre, la plus belle fille du monde ne peut donner que ce qu'elle a. » — Il soutenait la spécificité absolue de la blennorrhagie et à côté de lui Rollet, de Lyon, disait dans son très remarquable article du *Dictionnaire encyclopédique* : « Le muco pus de la blennorrhagie n'est pas un simple irritant ; il est pourvu d'un principe contagieux qui n'est pas moins bien défini, ni plus insaisissable que celui du chancre simple, par exemple. Si les inoculations faites avec le muco pus blennorrhagique ne témoignent pas de l'existence d'une blennorrhagie virulente, celles de M. Ricord faites avec le pus du chancre simple et qui ont eu jadis un si grand et si légitime retentissement, ne suffiraient pas davantage pour démontrer l'existence d'un principe virulent chancreux. »

Les auteurs de la spécificité blennorrhagique devaient recevoir un renfort victorieux par l'apparition des doctrines microbiennes. Ce sont elles qui constituent la *période moderne*, la période de la spécificité blennorrhagique.

Période moderne. — Cette notion de la possibilité de l'origine parasitaire de la blennorrhagie remonte à 1862 ; mais à cette époque, Jousseaume se contenta de signaler une algue particulière constituée par de très longs filaments courbés qu'il avait appelés *génitalia*. Avant lui en 1844, Donné avait signalé le vibrio lincola et le trichomonas vaginalis, mais sans y attacher toute l'importance qu'on eut actuellement donné à cette découverte. A ces noms des précurseurs ou pour être plus exact, des chercheurs, Hallier ajoute le sien en 1872, en décrivant le micrococcus libre dans le pus ou contenu dans les globules blancs et aussi dans les globules rouges des individus atteints de rhumatisme blennorrhagique.

Bouchard, en 1878, avait observé dans le pus blennorrhagique des microcoques légèrement effilés ayant l'apparence d'une virgule très courte,

associés deux par deux ou en chaînettes : mais c'est
à Neisser, en 1877, que l'on doit réellement la découverte du microbe qu'il a décrit sous le nom de
gonocoque ; dénomination que ne veut accepter
le professeur Cornil « parce que le mot gonorrhée
est tiré des mots γονος semence et ρεω je coule, ce
qui signifie écoulement de sperme, spermatorrhée. »

A cette première démonstration de la nature
virulente de la blennorrhagie, s'ajoute bientôt la
notion de l'infection blennorrhagique générale possible et les recherches de Petrone, de Weiss, de Martineau, d'Horteloup et Jullien, de Welander, de
Darier, etc., viennent révéler la présence des gonocoques dans les liquides pathologiques dus à l'infection blennorrhagique : épanchements articu-
laires, pleuraux, de la vaginale, etc. Les éruptions
cutanées pendant si longtemps attribuées à la
thérapeutique employée contre la blennorrhagie,
furent par R. Mesnet ramenées à leur cause, à
l'infection elle-même. C'était des manifestations
cutanées de la septicémie blennorrhagique.

Cette période n'eut pas moins d'importance au
point de vue local et c'est pour cela que j'ai cru
devoir en tracer à grands traits cet historique.
Elle démontra par des travaux de laboratoire les
localisations vraies de la blennorrhagie féminine.
A celle-ci furent rattachées toutes les lésions des
organes génitaux de la femme que, jusqu'alors, on
se contentait de contempler comme des phénomènes d'irritation. On put ainsi vérifier la réalité
des opinions si brillamment défendues autrefois
par Bernutz et Goupil, au sujet des propagations

profondes de la blennorrhagie féminine. Les chirurgiens, dans leurs opérations intra-abdominales, eurent l'occasion de vérifier la nature des suppurations qu'ils découvraient par la laparotomie. La blennorrhagie perdait peu à peu d'importance dans ses manifestations superficielles et prenait, chez la femme, le rang qu'elle devait occuper ; elle devenait une des affections les plus fréquentes, les plus graves et les plus tenaces de la gynécologie. Tous les gynécologues actuels ont contribué à la démonstration de cette vérité.

C'est encore grâce à ces travaux de la période moderne, aux travaux de Krause, de Credé et Zweifel que l'on comprît l'influence considérable de la blennorrhagie féminine sur la production de la Conjonctivite gonococcienne des nouveau-nés et qu'on obtint les résultats thérapeutiques merveilleux qui en sont résultés.

Les travaux de de Sinéty, de Henneguy, de de Pezzer, d'Hamonic, ceux plus récents de Cornil, sont venus confirmer tout ce qu'avait annoncé Neisser. Quelques opinions discordantes se sont cependant fait jour qui ont nié la spécificité des gonocoques, il faut citer celles de de Amicis, Welander, etc. Eraud (de Lyon) dans une série d'études nombreuses et attentives faites surtout chez la femme, a su démontrer les localisations microbiennes de la blennorrhagie féminine ; grâce à lui s'est éclairée cette partie de la gynécologie et il a donné l'explication de faits en apparence contradictoires, et qui avaient passé inaperçus, faits d'ailleurs confirmés par les travaux de Bumm, de Noeggerath.

Les inoculations de cultures gonococciques quoique peu nombreuses ont été tentées et ont pu réussir. Entre les mains de Bockai, de Bockart ces inoculations ont été positives chez l'homme. Constantin Paul put inoculer une cinquième culture à une femme qui fut atteinte d'uréthrite aiguë. (Th. de Chameron, 1884); de même Lœffler et Bumm. Enfin Welander a eu des résultats positifs avec des liquides de sécrétion blennorrhagique contenant des microcoques et il a échoué avec ces mêmes liquides stérilisés.

En résumé, on peut conclure de cet aperçu historique, avec le professeur Cornil « qu'il est infiniment probable sinon absolument certain, que la blennorrhagie est causée par un microbe particulier; que cet organisme se rencontre toujours dans la blennorrhagie virulente, mais que la preuve de la production de cette maladie avec des cultures de gonococcus n'est pas donnée encore d'une façon absolue ».

Recherche du gonococcus chez la femme. — Le procédé pour recueillir le pus dans l'uréthre de l'homme est relativement facile, par le fait même de la fermeture, de l'isolement presque parfait du canal de l'urèthre; chez la femme il n'en est plus de même; la vulve est facilement accessible aux contacts extérieurs et le vagin doit être ouvert par un instrument afin d'aller y recueillir le pus que l'on doit examiner. De là des précautions particulières pour obtenir avec pureté le pus qu'on y veut étudier. Weiss (Thèse de Nancy, 1880) conseille de se servir d'un spéculum stérilisé, non graissé, sur lequel on recueille directement le pus que l'on enferme immédiatement dans des tubes à vaccin scellés à la lampe. — Pour avoir du pus uréthral, il faut, après avoir soigneusement lavé l'entrée du canal avec une solution antiseptique, faire sourdre une gouttelette, en pressant contre la paroi du canal et la recueillir aussitôt à l'aide d'un tube Pasteur. — Pour obtenir du pus des follicules, la pression suffit encore, ou bien on en retire une parcelle en introduisant un stylet stérilisé au fond de l'organe et on la dépose sur une lamelle préparée à l'avance. — Il peut être nécessaire dans certains cas de prendre du pus dans l'intérieur du vagin en des points déterminés. Ainsi, par exemple, il peut être intéressant, d'avoir du pus vaginal non mélangé de pus utérin, c'est ce qu'a fait Eraud. Il n'a pas, dans ce cas, employé l'occlusion de l'utérus, comme on l'a conseillé, afin d'isoler le vagin des sécrétions utérines, il s'est contenté de prendre le pus dans le cul de sac antérieur, estimant qu'en cette place il est produit par le vagin lui-même et n'est nullement en contact avec le pus s'écoulant de l'utérus. Enfin le pus des trompes a presque toujours été recueilli après une laparotomie ; il suffit si la trompe a été enlevée entière, de stériliser au fer rouge le point de ponction et d'enfoncer la tige brisée d'une pipette Pasteur.

Quant aux procédés de coloration, celui qui semble préférable est la coloration simple au violet de méthyle ; « une légère solution aqueuse phéniquée et filtrée suffit à toutes les constatations » (Jullien) et pour colorer le gonocoque qui paraît alors entouré d'une sorte d'auréole claire, lumineuse, très claire et dont l'enveloppe est à son tour bien visible. Je ne dirai que quelques mots sur la question des cultures du gonocoque qui est loin d'être aussi simple que l'ont dit beaucoup d'auteurs.

Souplet, Reblaud n'ont pu obtenir de résultats positifs en employant les méthodes qui avaient donné des résultats à Roux (de Lyon), Wertheim et Menge, Bockart etc. Neisser lui-même disait au Congrès de Dermatologie de Vienne (1893) qu'il n'avait pu obtenir de cultures par la méthode de Wertheim. — Les seules cultures qui semblent avoir réussi ont été faites sur sérum de sang humain. Bumm, cité par Furbringer a obtenu, en inoculant, dans l'urèthre d'une femme, une culture pure de vingtième génération, une blennorrhagie virulente caractéristique.

Wertheim, toujours sur sérum humain, a obtenu des cultures qui, inoculées 5 fois dans l'urèthre de sujets paralytiques, ont 5 fois donné des résultats positifs ; Anfuso, Gebhart, Risso ont obtenu les mêmes résultats.

« Quelles que soient les difficultés rencontrées par d'autres, la lecture de leurs travaux permet d'espérer que d'autres expérimentateurs plus habiles ne pourront que confirmer leurs succès. » (Souplet, Thèse 1893). Les dimensions de ces gonocoques varient entre 18 et 19 dixièmes de μ quoiqu'on en trouve de beaucoup plus petits. L'acide osmique les colore légèrement en brun. « Ils siègent à la fois dans le liquide où ils sont libres et à la surface, aussi bien que dans le protoplasma des globules de pus et dans les cellules épithéliales desquamées de la muqueuse. Ils sont associés deux à deux ou par quatre et alors, ils sont aplatis les uns contre les autres ; ordinairement ils ne forment pas de chaînettes. Le pus de la blennorrhagie chez l'homme ne contient pas toujours d'autres organismes que des cocci ; mais le pus des écoulements de la femme, recueilli à la vulve, à l'orifice de l'urèthre et dans le vagin, renferme en outre une quantité de grands bâtonnets ou filaments, analogues au leptotrix buccalis, et des amas de grosses spores qui remplissent les cellules pavimenteuses et qui se trouvent à l'état normal à la surface de ces muqueuses. On y trouve aussi des bacilles et des filaments qui se colorent comme ceux du smegma. »

Nature de la blennorrhagie féminine. — En possession actuellement d'un élément caractéristique ou paraissant caractéristique du pus blennorrhagique, il semblerait tout naturel de penser que les phlogogénistes n'aient plus qu'à s'incliner et à admettre la spécificité de la blennorrhagie. Il semblerait qu'il n'y ait plus lieu à discussion sur la nature de cette affection et que, dès maintenant, on pourrait établir une définition, philosophiquement exacte de la blennorrhagie. Il n'en est rien ; les ardents défenseurs de Ricord, ne désarment pas, et Jullien s'écrie encore dans son livre : « Phlogogéniste, je ne me dissimule pas, que j'apporte aujourd'hui des arguments à nos contradicteurs ; mais je ne puis croire qu'une conviction basée sur la clinique, confirmée tous les jours par l'observation des malades doive tomber devant les progrès de l'anatomie et de la physiologie pathologique. L'avenir dira si les théories microbiennes sont aussi inconciliables qu'on le croit avec les doctrines que je défends. »

Il y a donc lieu de discuter encore, et pour convaincre ces adversaires passionnés, de les combattre sur leur propre terrain, sur le terrain clinique où ils veulent limiter le combat. Du reste, c'est aussi au point de vue de la clinique que parlait Ricord, il est vrai qu'au moment où il écrivait, les travaux du laboratoire n'avaient pas pris l'importance que leur dénie Jullien [1].

La blennorrhagie chez l'homme se présente, cela est indéniable avec tous les caractères des maladies infectieuses. Une incubation suivant une inoculation, une période de suppuration, puis une période de généralisation. Il est difficile de trouver un cycle plus parfait. Or, cette marche même de l'infection est un argument puissant démontrant bien la nature infectieuse de la blennorrhagie ; nature infectieuse du reste que ne nient pas les phlogogénistes. Dans ce cycle défini, l'origine seule pour eux est douteuse. La blennorrhagie chez l'homme et surtout chez la femme, peut reconnaître une cause banale, une cause irritante. Donc elle est inflammatoire, donc elle n'est ni virulente, ni spécifique.

Ce raisonnement n'est logique qu'en apparence

---

1. Depuis que ces pages ont été écrites mon collègue le Dr Jullien a fait paraître dans l'*Union médicale* (mars 1892), une série d'articles, dans lesquels il paraît se rallier complètement et abandonner les opinions qu'il défendait dans son livre où nous les avons relevées.

et il suffira d'établir une distinction pour mettre tout le monde d'accord. Il y a chez l'homme une blennorrhagie vraie et il y a une uréthrite. Cette dernière infectieuse localement, et qui peut reconnaître toutes les inoculations comme origine. Dans cette classe d'uréthrite rentrent les traumatismes de l'urèthre. Le cathétérisme n'est que l'action mécanique qui ouvre la muqueuse uréthrale à l'inoculation apportée par un cathéter malpropre.

Même distinction doit se faire pour les organes génitaux de la femme. Ils récèlent, de même, du reste que le canal de l'urèthre de l'homme, de même que toutes les cavités muqueuses en contact avec l'air extérieur, les microorganismes les plus divers. Or, qu'une de ces raisons sur lesquelles Ricord insistait avec tant de complaisance vienne à se produire, au premier rang desquelles doit se placer l'excès vénérien, aidé de diverses influences irritantes (excès alcooliques, fatigues exagérées, etc.), il se fera une congestion active du côté de l'urèthre, il se produira une desquamation épithéliale, et la muqueuse génitale se trouvera inoculée par les micro-organismes toujours en contact avec elle. Contact non dangereux en temps ordinaire, mais qui dans les circonstances particulières qui se seront présentées, vont devenir l'origine d'une suppuration. Cette suppuration est-elle la blennorrhagie? Nullement. Et la clinique, sur laquelle s'appuient avec tant de sûreté les adversaires de la spécificité doit seule leur répondre.

La suppuration survenue dans les conditions qui

viennent d'être énoncées, présentera toujours des caractères particuliers, et les observations que j'en pourrais rappeler sont nombreuses, tout différents de ceux de la blennorrhagie vraie. Ces symptômes cliniques ont été décrits par les phlogogénistes eux-mêmes quand ils ont décrit l'uréthrite traumatique, l'uréthrite du cathétérisme chez l'homme, quand ils ont différencié l'uréthrite de la blennorrhagie. Leur erreur a commencé quand ils ont oublié de faire rentrer dans l'uréthrite non blennorrhagique celle qui naît après un excès vénérien. Ils l'ont, par ce fait seul qu'elle est *vénérienne*, cataloguée de suite dans la blennorrhagie, alors qu'elle en diffère, par son origine, puisqu'elle a été prise avec une femme non blennorrhagique, par son incubation, par ses symptômes, sa marche, sa durée, sa brièveté, son traitement. Ce sont ces *blennorrhoïdes* qui guérissent malgré tous les excès, malgré tous les traitements les plus paradoxaux, qui naissent le lendemain du coït incriminé et finissent au bout de 7 ou 8 jours. Ce sont ces blennorrhoïdes dont on entend les victimes dire qu'elles les ont traitées « par l'indifférence et le mépris » et que, néanmoins, elles ont guéri en 8 ou 10 jours.

Si on examine la femme qui a été, suivant les phlogogénistes, la cause de cette uréthrite, souvent on ne lui trouvera aucune lésion ; ils triompheront alors, elle a donné, disent-ils, une blennorrhagie alors qu'elle n'a rien elle-même. Triomphe facile et qu'on peut discuter. La femme peut être malade, elle aussi, sans qu'on soit, même alors, en droit de l'accuser d'avoir donné une blennorrhagie. Elle peut, elle aussi, subir la même irritation, la même inflammation et avoir une vulvite, une vaginite de même nature, sans que pour cela elle soit blennorrhagique. Le tout disparaîtra en quelques jours comme chez l'homme, il n'y aura de part ni d'autre de blennorrhagie vraie. Il faudra constater chez elle le gonocoque spécifique avant de l'accuser. Les observations de jeunes mariées, de petites filles violées, qui ont présenté des vulvites, des vaginites purulentes, manifestement purulentes, avec rougeur vive de la muqueuse vulvo-vaginale, *sans qu'il y ait de blennorrhagie vraie*, sont innombrables, et dans nombre de cas, l'homme qui a été l'auteur de ces vulvo-vaginites pouvant aller jusqu'à la métrite, n'aura aucun accident, n'a eu aucune blennorrhagie. Pour être logique il faudrait donc admettre que lui aussi a pu donner une blennorrhagie qu'il n'avait pas, qu'il a pu, sain lui-même, ou plutôt indemne de toute blennorrhagie, en inoculer une ? Cela ne saurait se soutenir et de part et d'autre, l'acceptation d'une telle monstruosité doctrinale ne permet pas de s'y arrêter.

La blennorrhagie vraie est une. Elle est constituée par un virus, un microorganisme spécial, caractéristique, le gonocoque très probablement, elle ne peut être confondue avec une irritation banale de la muqueuse génitale, elle se transmet toujours par contagion ; *et la blennorrhagie seule peut donner la blennorrhagie.*

Des infections mixtes. — A côté d'elle, peuvent exister d'autres infections ; la suppuration de la muqueuse génitale de la femme n'est pas exclusivement gonococcienne, les uréthrites simples en sont une preuve, les vulvo-vaginites en sont une autre. Or, il faut bien savoir que ces infections simples peuvent et, dans bien des cas il en est ainsi, s'associer aux infections spécifiques. De même que dans un abcès froid primitivement tuberculeux pur, peut se greffer un élément septique, après l'ouverture de cet abcès, de même, pendant l'évolution de l'écoulement blennorrhagique peut s'inoculer, un élément étranger, qui concurremment avec le gonocoque pullulera dans le pus blennorrhagique. On sera dans ce cas, en présence de ces infections mixtes, actuellement bien connues, d'autant plus fréquentes chez la femme que la muqueuse génitale chez elle, est exposée à toutes les causes d'inoculations extérieures.

II

ÉTIOLOGIE DE LA BLENNORRHA-
GIE CHEZ LA FEMME

Les auteurs qui jusqu'à ce jour ont écrit sur la blennorrhagie, ont admis quelle reconnaissait aussi bien chez la femme que chez l'homme deux ordres de causes : 1° la contagion ; 2° l'irritation, auxquelles on doit ajouter les causes adjuvantes qui, dans l'un et l'autre cas, coopèrent à l'apparition de l'affection.

Il n'est plus permis actuellement de conserver cette division.

La seule cause de la blennorrhagie est la blennorrhagie. La *contagion* seule est son origine et constitue toute son étiologie.

Il me reste donc à rechercher les sources de cette contagion — et à indiquer aussi bien chez le contagionnant que chez le contagionné les conditions qui sont nécessaires pour transmettre ou pour réussir l'inoculation blennorrhagique.

C'est l'homme atteint de blennorrhagie qui la

transmet à la femme. J'aurai cependant à examiner des faits où la blennorrhagie a pu se transmettre à la femme dans des conditions où l'homme ne jouait aucun rôle.

De la blennorrhagie de l'homme comme origine de la blennorrhagie féminine. —

La blennorrhagie de l'homme peut-elle, à toutes ses périodes se transmettre à la femme et dans quelle de ces périodes, est-elle le plus souvent l'origine de la blennorrhagie féminine, telle est la première question que je dois résoudre et qui a été différemment tranchée suivant les auteurs.

Les faits les plus nombreux indiquent, d'une manière formelle, que ce n'est pas par la chaudepisse aiguë que se fait le plus souvent la contagion chez la femme.

A cela plusieurs raisons, l'homme atteint de blennorrhagie aiguë est souvent inapte au coït. — Les érections sont douloureuses, il les redoute, et le coït est dès lors impossible. L'éjaculation serait douloureuse outre mesure et l'érection forcée peut déterminer des ruptures de l'urèthre qu'à juste titre redoutent les malades. — Il faut mettre en ligne de compte aussi, la conscience, faible raison il est vrai, mais qui cependant dans une certaine mesure peut arrêter certains hommes et les empêche d'avoir des rapports avec une femme qu'ils sauraient devoir être malade à la suite de leur intervention. — Cette première période aiguë de la chaudepisse de l'homme est, en somme, peu dangereuse pour la femme, *parce qu'on l'y expose peu.*

Il n'en est pas de même de la deuxième période, de la *période prolongée* de la blennorrhagie. L'homme a vu son écoulement diminuer, puis cesser en partie, prendre une coloration blanchâtre ; les douleurs à la miction et surtout à l'érection ont complètement disparu ; il a subi une longue abstinence au cours de laquelle les désirs vénériens ont été poussés d'autant plus loin que la congestion de tout l'appareil génital amenait une érection plus fréquente qu'à l'état normal ; aussi dès qu'il le peut, persuadé que sa chaudepisse est passée à l'état chronique et n'est plus dangereuse, il court chez une fille trouver la satisfaction de ses désirs. — Que de fois des malades viennent ainsi demander l'autorisation de reprendre des rapports féminins et que l'on renvoie tout surpris de la défense qu'on leur en fait. — Quelques-uns plus consciencieux encore, ajoutent qu'avant le coït ils ont soin d'uriner pour laver le canal. Ceux-ci sont tout aussi dangereux que les autres ; tout aussi dangereux que ceux qui ne possèdent plus que ce que l'on a appelé la *goutte militaire*, cette uréthrite chronique qui ne se révèle que le matin au réveil, par une goutte laiteuse qui vient sourdre au méat, lorsqu'avant d'uriner, l'individu a soin de presser la fosse naviculaire et constate platoniquement la persistance de son uréthrite.

Il est vrai que dans cette forme l'affection est le plus souvent latente. « Aussi ces deux expressions: persistance, état latent, s'équivalent presque » (Souplet). Ce fait explique les résultats donnés par les examens faits en série. Si par exemple on se reporte aux résultats de Goll qui a opéré sur 1,046 cas, on comprendra qu'il a pu montrer que la proportion des résultats positifs dans la recherche du gonocoque est décroissante avec le temps ; mais que l'époque de sa disparition ne peut être précisée. Nœggerath (1872-1876), Jamin (1883), Finger (1888) ont montré que la blennorrhagie peut persister pendant très longtemps. Brewer par exemple, a cité l'observation d'un homme qui infecta sa femme ; il avait été, six ans auparavant, atteint de blennorrhagie il ne conservait depuis trois ans qu'une humidité passagère ; on ne trouvait de gonocoques que dans les filaments de ses urines. Hartmann (note à Furbringer, p. 390) rapporte un cas où la blennorrhagie datant de six ans était encore à gonocoque. Tous ces faits concordent avec les résultats de Neisser, qui a décélé le gonocoque dans la moitié des cas chroniques, ayant duré plusieurs années (Souplet) et démontrent que cet écoulement est tout aussi dangereux sinon plus que l'écoulement subaigu ; il n'est nullement un frein aux rapports sexuels, on ignore sa virulence, souvent même sa présence et *le plus grand nombre des blennorrhagies féminines reconnaît pour cause cet écoulement chronique de l'urèthre masculin.* C'est à cette uréthrite chronique de l'homme, à cette blennorrhagie ancienne et persistante que sont dues la plupart des blennorrhagies des femmes mariées, c'est à elle que revient la plus belle part étiologique dans ce que j'appellerais volontiers la « blennorrhagie insontium ».

On peut par suite concevoir combien est considérable le nombre de femmes qui sont menacées de blennorrhagie.

De la fréquence de la blennorrhagie féminine. — Quelles sont celles qui sont le plus souvent atteintes? à quelle classe sociale appartiennent-elles ?

Pour répondre à cette question, j'emploierai un moyen détourné et me demanderai quelles femmes ont le plus fréquemment été signalées, par les malades, comme origines de leur blennorrhagie.

D'après les statistiques qui ont été publiées et en particulier celle de Fournier, on trouve que la syphilis est beaucoup plus fréquemment transmise par les filles publiques dans les maisons publiques que la blennorrhagie ; inversement que cette dernière semble due en grande partie aux filles de théâtre, aux filles entretenues, aux ouvrières, aux domestiques, etc., alors que les filles publiques semblent peu coupables de transmission de la chaudepisse.

Voici les résultats donnés par M. Fournier :

Blennorrhagies contractées avec filles publiques.	12
— prostituées clandestines.........	44
— filles entretenues, filles de théâtre.	138 (!)
— ouvrières	126 (!)
— domestiques...................	41
— femmes mariées	26
	387

« Ainsi, ajoute le professeur Fournier, tandis que la proportion des chancres transmis par les filles publiques est considérable, celle des blennorrhagies provenant de la même origine est, au contraire, excessivement minime (12 sur 387). — Ce résultat s'explique facilement, il aurait pu même être annoncé *a priori*. — La blennorrhagie, en effet, comme je l'ai dit, *se gagne bien moins souvent par contagion* que par excès de coït, par suite d'approches répétées ou exagérées ou dans des conditions d'excitation spéciales qui font le plus souvent défaut dans le commerce des filles..... Aussi les filles publiques sont-elles bien plus aptes à transmettre le chancre qu'à développer la blennorrhagie. » Si l'on admet l'étiologie banale de la blennorrhagie, comme le professeur Fournier, ces déductions sont parfaitement logiques. Je crois nécessaire d'interpréter autrement les chiffres. Etant admis que la blennorrhagie seule peut donner la blennorrhagie, si les filles publiques *transmettent moins souvent* la blennorrhagie, c'est qu'elles en sont beaucoup moins souvent atteintes. — Cette première déduction eu égard à l'étiologie de la blennorrhagie chez la femme demande quelque développement. — Comment la fille publique est-elle moins exposée qu'une autre à la blennorrhagie. — Ce n'est pas la rapidité du coït qui peut, dans le cas particulier, expliquer cette immunité relative. Deux raisons majeures rendent compte de cette rareté de la blennorrhagie chez la fille qui *depuis longtemps* fait métier de prostituée, ayant toutes deux pour origine, son expérience en matières vénériennes. Elle a des notions d'hygiène qui lui ont été données par ses compagnes, ou par les tenancières des maisons dans lesquelles elles se trouvent, elle prend

après chaque rapport sexuel, des injections efficaces, elle est outillée dans ce but et possède des
installations très complètes à cet égard ; elle a
notion du danger auquel elle s'expose et par
toutes les précautions connues se met à l'abri de
la contamination.

Cette même expérience lui fait prendre une
précaution bien simple et qui lui rend d'immen-
ses services à cet égard. Elle sait examiner
l'homme qu'elle admet à ses faveurs.

J'ajouterai encore que chez elle la blennorrhagie, si elle existe, est presque toujours chronique,
qu'elle date d'une époque lointaine et a perdu
beaucoup de sa virulence. Elle est localisée à quelques-uns des follicules, de l'urèthre, ou de la
vulve et le pus qui s'y cache, ne s'en détache pas
pendant les coïts rapides et froids auxquels se
livre la prostituée. J'ajouterai, de plus que la statistique a été faite d'après les contagions trans-
mises à l'homme et je suis sûr que le chiffre donné
serait tout autre si on prenait celui que donnent
les examens du dispensaire.

Bien moins favorisées à cet égard sont les filles
entretenues, celles que l'on range dans la classe
des ouvrières, et qui, la plupart du temps, ne sont
que des prostituées clandestines. Ce sont des filles
qui, le plus souvent, pratiquent la prostitution en
dehors de chez elles, louent momentanément une
chambre d'hôtel, dans laquelle elles reçoivent en
passant ceux qu'elles ont arrêtés. Dans cette
chambre, c'est à peine si elles ont l'eau nécessaire
à des ablutions extérieures, qu'elles font rapides
et insuffisantes : enfin, presque toujours, ce sont

des débutantes dans la prostitution; elles n'ont pas d'expérience, acceptent le premier homme qu'elles ont rencontré, et, sans savoir examiner quel est l'état de son urèthre, s'il existe une goutte de pus révélatrice, elles s'exposent à la contagion. Cette étiologie de la blennorrhagie est tellement exacte que l'on a pu dire, avec juste raison, que les filles ayant passé 25 ans ne donnent plus la blennorrhagie, mais qu'au-dessous de 18 toutes avaient la chaudepisse. Cette affirmation n'est qu'un on-dit, et il faut la prendre comme telle. Mais si l'on regarde le relevé de mon service à Saint-Lazare, dans lequel se trouvent collectées toutes les prostituées clandestines arrêtées sur la voie publique, pour lesquelles l'âge moyen est de 19 à 20 ans, on peut trouver que la très grande majorité est atteinte de blennorrhagie et de blennorrhagie récente, à l'état aigu ou subaigu, dont elles ignorent du reste la présence. C'est une uréthrite n'ayant pas donné de symptômes, un léger degré de métrite, une vulvite glandulaire, parfois une vulvo-vagino-uréthrite aiguë et en pleine activité contagieuse. Vient-on à leur demander si elles ont eu des rapports avec un individu malade, elles en sont parfaitement ignorantes et n'ont jamais eu l'idée d'examiner si l'homme qu'elles recevaient, était malade.

Dans la statistique rapportée plus haut par M. Fournier, on trouve les femmes mariées ayant transmis la blennorrhagie, au nombre de 26, c'est-à-dire plus nombreuses que les filles publiques, mais moins nombreuses que les prostituées clandestines. Si l'on admet les raisons données par le savant professeur, il faudrait admettre qu'avec les femmes mariées les causes *irritantes* font défaut, qu'avec elles « il n'y a ni excitation, ni orgies, ni excès », et qu'il faut les considérer comme des blennorrhagiques vraies, au même titre que les filles publiques. La rareté de la contagion par les femmes mariées tient tout simplement à une autre cause beaucoup plus réelle. Ce n'est pas qu'elles sont moins souvent atteintes de blennorrhagie, elles le sont très souvent, beaucoup plus souvent que cela n'a été dit ; mais leur blennorrhagie est d'ordinaire latente, chronique d'emblée, et ne se révèle par aucun symptôme attirant leur attention. Elle est dans la très grande majorité des cas le résultat de l'uréthrite chronique du mari.

La statistique de Fournier ici ne peut nous donner de renseignements concluants.

On conçoit qu'on trouve moins d'hommes *attribuant à une femme mariée* la blennorrhagie dont ils sont atteints (il ne faut pas oublier, en effet, que la statistique de Fournier est écrite d'après les dires d'hommes atteints de blennorrhagie) ; d'une part, sont moins nombreux ceux qu'elles peuvent contaminer, d'autre part, l'homme ne pensera jamais à accuser d'une blennorrhagie une femme mariée, alors, ce qui est presque toujours, il peut hésiter entre 1 ou 2 coïts plus ou moins suspects survenus dans la période d'incubation possible de sa blennorrhagie.

Du rôle de l'âge dans l'étiologie de la blennorrhagie féminine. — L'âge joue un grand rôle dans l'étiologie et les localisations initiales de la blennorrhagie féminine. Les toutes jeunes femmes y semblent beaucoup plus prédisposées que les femmes ayant dépassé l'âge de 20 ans.

Chez les jeunes filles, les jeunes femmes, la vulve et l'urèthre sont généralement les premières régions atteintes; chez les femmes ayant eu déjà de nombreux rapports, ayant été mères, c'est au niveau du col utérin qui se fait l'inoculation.

Des raisons anatomiques et physiologiques peuvent expliquer ces différences.

Chez la jeune femme, la vulve riche de replis, d'acini, d'orifices glandulaires, de follicules, ainsi que l'urèthre est exposées au moment des approches sexuelles à un contact prolongé avec le méat uréthral de l'homme.

Celui-ci en érection promène en quelque sorte le gland dans tout le sillon vulvaire; le pénis cherche sa voie; le gland turgide sépare les petites lèvres et fait effort pour pénétrer dans le vagin, buttant tantôt au niveau de l'urèthre, tantôt au-dessous du clitoris, tantôt enfin au niveau de la fourchette. Il y a là un temps d'arrêt, d'hésitation pendant lequel l'urèthre masculin parcourt tous les points de la vulve féminine.

Que cet urèthre soit atteint de blennorrhagie, aiguë ou chronique, il inoculera directement, avec la plus grande sûreté, tous les culs-de-sac glandulaires, l'urèthre, la vulve tout entière. A ce moment, en effet, le pus blennorrhagique, si l'uréthrite de l'homme est chronique, sera entraîné par les sécrétions prostatiques, par le mucus uréthral abondamment sécrété et projeté au dehors sur la vulve de la femme, pendant les mouvements spasmodiques de la verge en érection.

Cette inoculation vulvaire de la chaudepisse, on le conçoit, sera presque toujours l'apanage des petites filles, des jeunes filles, des toutes jeunes femmes. Lorsque le pénis pénétrera enfin dans le vagin, l'urèthre sera en grande partie débarrassé de son pus dangereux, et le coït s'achevera sans qu'il se puisse faire de nouvelle inoculation vagino-utérine. La vulve sera d'autant plus exposée que les efforts péniens auront été davantage vigoureux et surtout prolongés. De là ce fait étiologique que ce sont surtout les jeunes filles, les jeunes femmes qui sont exposées à la localisation vulvo-uréthrale de la blennorrhagie.

En sera-t-il de même plus tard, lorsque la femme ayant eu déjà de nombreux rapports, ou ayant été mère, s'exposera à un coït impur? Evidemment non. Le pénis entrera directement, sans atermoiement, sans hésitation dans le vagin, et viendra de suite se mettre en contact avec le col utérin, chargé encore de tout le pus contaminant que peut recéler l'urèthre.

La précaution que l'homme pourra avoir pris d'uriner avant le coït et à laquelle on accorde tant de confiance, sera parfaitement illusoire. L'urine entraînera bien le pus en liberté dans l'urèthre, mais ne pourra balayer les culs-de-sac glandulaires de la muqueuse uréthrale ; ce seront les sécrétions elles-mêmes de ces culs-de-sac qui amèneront au dehors la suppuration glandulaire, et elle ne se fera jour au niveau du méat urinaire qu'avec celles-ci, pendant l'émission continue et intermittente du mucus uréthro-prostatique, ou au moment définitif de l'éjaculation. A ce moment, l'inoculation se fera, il est facile de le deviner, dans l'orifice utérin qui vient coiffer le gland et s'aboucher avec le méat.

Etiologie de la blennorrhagie chronique d'emblée. — Telles sont les raisons qui permettent d'expliquer ces localisations très fréquentes de blennorrhagies, restées, jusqu'à ces derniers temps, parfaitement ignorées. L'utérus n'était regardé que comme très rarement le siège de la blennorrhagie, et il a fallu que l'attention fût attirée par la propagation de la blennorrhagie, dans les trompes, pour que l'on ait cherché à démontrer anatomo-pathologiquement la très grande fréquence de la métrite blennorrhagique.

Ce sont en effet les femmes en apparence les plus saines, les plus recommandables, qui sont les victimes les plus nombreuses de cette propagation utérine de la blennorrhagie. Un homme se marie ayant eu autrefois la chaudepisse, laquelle a été plus ou moins attentivement soignée pendant la période aiguë, et laquelle a amené une période chronique qu'il a promenée chez toutes les filles qu'il a rencontrées pendant sa vie de garçon ; il est persuadé, et on lui a dit que cette blennorrhée chronique n'était *plus* contagieuse, aussi, n'hésite-t-il pas à avoir des rapports et des rapports plus ou moins fréquents avec la femme qu'il vient d'épouser. Le résultat est facile à deviner, la femme sera dès les premiers mois de son mariage victime de cette ignorance, et inconsciente de son état, portera une blennorrhagie qui pourra rester latente et par suite négligée, mais aussi dans d'autres cas deviendra le début d'une infection profonde entraînant les plus graves conséquences, non seulement pour elle, métrite, salpingite, etc., mais pour les enfants qu'elle pourra avoir, ophtalmie purulente.

L'inoculation directe, immédiate de la blennorrhagie, pourra, dans nombre de cas, rester localisée aux points mêmes où aura été déposé le virus blennorrhagique, mais il se fera le plus souvent des inoculations secondaires, de proche en proche ; de l'urèthre, le pus parviendra à la vulve, ou inversement ; ces deux localisations sont presque toujours simultanées ; la propagation peut se faire de bas en haut, gagner le vagin, s'y cantonner, ou, ce qui est plus fréquent encore, s'étendre à l'utérus, et de l'utérus gagner les trompes et l'ovaire. Dans le cas où l'utérus est atteint primitivement, la propagation de haut en bas peut se faire mais elle est beaucoup plus rare, et presque toujours la vulve et le vagin restent indemnes. L'urèthre peut être pris seul en même temps que l'utérus, et vient, en quelque sorte, donner une caractéristique à la nature de l'écoulement utérin.

Période d'incubation blennorrhagique. — L'inoculation de la blennorrhagie n'est pas suivie de symptômes immédiats. Il existe comme chez l'homme une période d'incubation. Chez ce dernier elle peut être assez longue, quoi qu'en aient dit les auteurs qui l'admettent comme ayant en moyenne de 24 à 48 heures : je la crois beaucoup plus longue. Une cause d'erreur des plus excusables et des plus compréhensibles a déterminé, suivant moi, cette estimation trop faible. Lorsqu'un homme se présente avec la blennorrhagie, il fait presque toujours remonter son accident au dernier coït, et on est tout disposé à l'admettre. Or il faut qu'il y ait eu une longue série de jours antérieurs de continence avant d'accuser ce dernier coït du méfait.

L'inoculation peut remonter à de longs jours antérieurs, j'ai deux observations absolument démonstratives d'une prolongation inattendue de l'incubation blennorrhagique.

Je me contenterai d'en citer une, la deuxième étant calquée sur la première. J'ai pu la suivre de très près et en contrôler tous les détails.

Il s'agissait d'un jeune homme âgé de 18 ans, fort, vigoureux, bien constitué qui, pour ses débuts dans la vie génitale, ayant rencontré une femme dans un café concert, eut avec elle deux rapports, pénibles, douloureux, mais assez rapides. Il rentra chez lui avant le jour, deux heures à peu près après ces excès et, avant de se mettre au lit, eut soin, pour calmer une cuisson assez vive qu'il ressentait au niveau de la verge et aussi, comme mesure de propreté, de faire un lavage soigneux avec de l'eau fraîche. Il s'endormit. Pendant les premiers jours qui suivirent, naïf, il vint me trouver, me demandant s'il n'était pas assuré d'avoir « pris une mauvaise maladie », qu'il ne connaissait pas la femme et que, par conséquent, il avait très peur d'être malade. Je l'examinai avec soin, il ne ressentait absolument aucun symptôme, je le renvoyai tranquille. Mais il était tellement terrifié qu'il ne voulut pas revoir de femmes. Il s'abstint de toute nouvelle tentative de coït et vivait depuis *trois semaines* dans la plus absolue continence, lorsqu'il vint, un matin, me montrer sa verge de laquelle sortait un pus vert, caractérisque. La chaudepisse avait eu 21 jours pleins d'incubation. Aucun doute ne pouvait exister sur l'origine de l'affection dont il était atteint, il n'avait vu qu'une femme et nul doute ne pouvait subsister sur sa continence depuis ce jour néfaste. Les symptômes de la blennorrhagie la plus franche suivirent et le malade ne guérit qu'au bout de 8 semaines de traitement très régulièrement suivi. Dans une seconde observation où les conditions furent identiquement les mêmes, l'incubation fut de 16 jours.

Par l'expérimentation, cette période d'incubation semble plus courte. Dans les inoculations bacillaires pratiquées dans ces dernières années, surtout par Bokaï, on vit la blennorrhagie se développer le premier jour de l'inoculation du bacille. Chameron (Thèse de Paris, 1884), rapporte un fait où Constantin Paul, inocula une goutte de liquide de culture dans l'urèthre d'une femme, non atteinte d'affection vénérienne, qui présenta le sixième jour une uréthrite aiguë, avec cuisson et écoulement purulent. Peut-on conclure de ces faits expérimentaux à une connaissance exacte de la durée de l'incubation et n'est-il pas permis de supposer que les conditions sont, dans ces cas préparés en quelque sorte, différentes de ce qu'elles se présentent dans la clinique.

Les femmes, que j'ai eu l'occasion d'observer et que j'ai interrogées à cet égard, très nombreuses dans mon service, n'ont pu me faire une opinion. Il est, en effet, fort difficile, chez la femme, de saisir exactement le début de la blennorrhagie. Dans la plupart des cas, elle est atteinte depuis longtemps déjà lorsqu'elle s'aperçoit qu'elle a quelque chose d'anormal. Les symptômes objectifs sont chez elle trop peu accentués pour qu'elle se rende compte du moment d'apparition de la blennorrhagie. Et s'en aperçut-elle qu'il ne serait d'aucun enseignement, au point de vue de l'incubation de l'infection. Ces malades sont toutes des professionnelles. Il ne se passe pour ainsi dire pas de jour qu'elles n'aient un ou plus souvent plusieurs rapports et avec des inconnus qu'elles n'ont pas pris la peine d'examiner et dont beaucoup étaient plus ou moins sujets à caution. Il en résulte que cette enquête pour moi a été pour ainsi dire impossible à mener à bien. Sur les malades de la ville, « très attentives à observer le plus scrupuleusement possible, leurs organes sexuels », Martineau pense que « la durée de l'incubation serait à peu près celle observée chez l'homme. Ainsi quelques-unes affirment que 24, 36 heures après le coït *supposé* infectant, elles ont éprouvé une démangeaison uréthrale, une légère cuisson, une sensibilité exagérée en urinant; phénomènes qui, s'accusant les jours suivants et étant accompagnés d'une sécrétion muco-purulente uréthrale indiquaient ainsi le début d'une blennorrhagie uréthrale. C'est la seule, du reste, qui puisse attirer l'attention des malades. La blennorrhagie vaginale passe tout d'abord inaperçue ; ce n'est qu'au bout de quelques jours que la femme se plaint de *couler*, employant ainsi la même expression que l'homme pour désigner la blennorrhagie ».

Cette durée de l'incubation de la blennorrhagie chez la femme, aussi bien que chez l'homme, serait cependant un fait intéressant à connaître et qui pourrait servir à différencier l'uréthrite, la vaginite simple inflammatoire de la blennorrhagie.

Causes extra-génitales de la blennorrhagie. — Fournier l'a dit excellemment, la blennorrhagie est la plus vénérienne des maladies vénériennes. Cependant, on a cité des cas où la blennorrhagie a pu être déterminée par simple contact, transportée à distance sans que l'acte vénérien y soit pour rien.

C'est ainsi que Rollet écrit que « le muco-pus blennorrhagique ayant pu être isolé, recueilli, conservé, peut, par cela même, adhérer accidentellement à des corps étrangers et s'inoculer dans des circonstances imprévues ». Hunter cite un cas de blennorrhagie uréthrale qui se rapporte à ce genre de contamination. « Un homme dans la véracité duquel il avait la plus grande confiance, n'ayant pas vu de femmes depuis plusieurs semaines, entra dans un cabinet d'aisances ; en se relevant de dessus le siège, il sentit au gland un tiraillement douloureux, et il aperçut un petit morceau de plâtre qui y adhérait. Au bout de 5 à 6 jours il fut pris des symptômes d'une gonorrhée qui se montra assez intense. » Rosolimos cite un fait plus étrange encore d'un jeune marié qui fut atteint

de chaudepisse « et commençait à s'inquiéter sur
le sort de son amie, quand le hasard voulut qu'il
ouvrit un tiroir dont il n'avait jamais fait usage
dans la chambre de l'hôtel où il logeait et, dans
ce tiroir, découvrit une seringue à injection. Enquête faite, il apprit que la personne qui avait
occupé cette chambre avant lui était atteinte de
chaudepisse. Il se rassura en pensant que du pus
déposé sur les linges ou le vase de nuit avait pu
agir dans la production de la maladie ». Enfin, il
faut citer pour mémoire les faits d'inoculation
expérimentale, peu nombreux chez la femme, mais
beaucoup plus fréquents chez l'homme, qui démontrent la possibilité de la contagion médiate. Par
analogie aussi, on peut citer le fait de Suchard (*Rev.
Suisse-Romande*, VII, 673, nov. 1887) dans lequel
une épidémie de vulvo-vaginite se montra chez
plusieurs petites filles à Lavey. Elle dura 12 à 15
jours et ne cessa que lorsqu'on eut fait désinfecter
les piscines dans lesquelles elles prenaient leur
bain en commun.

Cette infection par les objets de toilette com-
muns peut se montrer dans les établissements où
plusieurs femmes sont réunies. C'est ainsi qu'il est
possible de penser que la communauté de canules
à injection peut, dans certains cas, être la cause de
transmission blennorrhagique. Disons de suite que
le seul remède à cette contagion est de donner à
chaque malade une canule en verre, qui lui soit
attribuée à elle seule, qui reste à demeure dans un
liquide antiseptique (sublimé 200/00) et qui, après
chaque toilette est soigneusement nettoyée. C'est
le moyen que j'emploie dans mon service et c'est

celui qui, jusqu'à présent, a mis mes malades à l'abri de toute transmission.

Les linges, les doigts des malades peuvent transporter le virus contagieux. Cependant ce fait doit être rare. Je n'ai pas eu l'occasion d'en voir un seul cas. Et la transmission de la blennorrhagie à l'œil, par les linges ou les doigts sont un mode de propagation auquel il faut retirer beaucoup de l'importance qu'on lui avait attribuée. Je n'en ai observé aucun exemple jusqu'à ce jour dans mon service, et cependant les malades qui s'y trouvent sont loin de prendre grand soin de leur personne. La rareté de la blennorrhagie oculaire chez la femme est en rapport avec le doute que j'émets sur la fréquence de cette propagation par transport direct.

Il serait intéressant de savoir pendant combien de temps persiste la virulence du pus déposé sur un corps étranger, si le pus séché pourrait, encore au bout d'un certain temps, amener l'éclosion d'une manifestation blennorrhagique, lorsqu'on le mettrait en contact avec une muqueuse ; enfin, quels sont les agents médicamenteux qui paraissent avoir le plus d'influence pour neutraliser ce pouvoir contagieux. Ce dernier point a été pris comme un désidératum par Martineau « qui se proposait de soumettre le microbe à l'action de l'acide phénique, de la résorcine, du sublimé et d'apprécier celui qui a la plus grande influence sur le microbe, qui le tue plus sûrement et la dose qu'il faut employer pour obtenir ce résultat. » Malheureusement, ces recherches n'ont pas été faites : sauf pour le sublimé. Leistikow a constaté qu'une solution de sublimé au 1/20000 fait périr le gonocoque; ce qui l'a conduit à employer une solution semblable pour le traitement de la blennorrhagie. Janet, A. Reverdin attribuent une grande puissance au permanganate de potasse.

De la contagiosité de la blennorrhagie féminine. — A cette question de la résistance du virus blennorrhagique se rattache l'étude de la contagiosité pour l'homme, de la blennorrhagie féminine.

Le pus blennorrhagique est toujours contagieux, telle est la première notion qui se dégage des faits cliniques, bien et soigneusement observés.

Ce n'est pourtant pas ce qu'ont admis tous les auteurs, ou plutôt ils ont fait erreur dans l'examen des faits, n'ayant pas suffisamment pris garde à la distinction qu'il faut établir dans les diverses suppurations qui peuvent se produire au niveau des organes génitaux chez la femme. Il est certain que si l'on a affaire à du pus résultant d'un traumatisme par exemple, d'une érosion, on ne verra pas se produire de blennorrhagie chez l'homme dont l'urèthre sera en contact avec ce pus *de bonne nature*. Ce n'est pas du pus blennorrhagique, dans le cas particulier, par conséquent il n'a pas de nocivité.

Inversement, le pus blennorrhagique de la femme sera-t-il toujours dangereux pour l'homme et aura-t-il à toutes les périodes d'évolution de la blennorrhagie chez la femme la même puissance de contamination ?

La blennorrhagie chez la femme peut se présenter à deux périodes, comme chez l'homme, du reste. Elle peut être à l'état aigu, elle peut être à l'état chronique.

A l'état aigu, tous les auteurs sont du même avis et admettent l'extrême nocivité du pus blennorrhagique.

Plusieurs raisons expliquent amplement cette grande contagiosité du pus, l'extrême danger où sont les femmes à cette période. Toutes les parties génitales de la femme sont, pour ainsi dire, envahies par le pus, depuis la vulve jusqu'au col utérin, toute la muqueuse génitale est le siège de la blennorrhagie. Il y a une abondante suppuration qui baigne toutes ses parties et en aucun point l'urèthre de l'homme ne peut trouver à se loger sans se mettre en contact avec du pus. C'est à ce moment, en effet, que les inoculations de proche en proche se font chez la femme, que les culs de sac glandulaires sont le plus violemment distendus par le pus, enfin que la pullulation des gonocoques est la plus abondante.

Mais pendant la période chronique de la blennorrhagie féminine, il n'en va plus être de même, et c'est dans cette période que les avis ont été le plus partagés, que les opinions les plus contradictoires ont été soutenues. C'est de cette période que parlent les auteurs qui ont admis la chaudepisse *spontanée*, quand ils ont nié la blennorrhagie de la femme comme nécessaire pour entraîner celle de l'homme.

Il était utile de rechercher si le pus de la période chronique de la blennorrhagie féminine contenait encore des gonocoques. Ces recherches ont été faites par Jamin, Eraud (de Lyon), Guenedey, Hamonic et, dans tous les cas, on a trouvé des microorganismes, alors même que la blennorrhagie remontait à une époque très éloignée, que la seule manifestation persistante était une uréthrite ne donnant d'autre symptôme qu'une goutte blanchâtre très difficilement obtenue par la pression du canal.

Mais à côté de ces faits d'ordre expérimental se placent des faits d'ordre clinique dont l'explication peut paraître au premier abord difficile. Ainsi, que de fois n'a-t-on pas vu le fait suivant. Deux individus ont des rapports successivement avec la même femme, l'un récoltera une blennorrhagie, l'autre n'aura rien. Il faut naturellement mettre de côté le fait possible de l'un des deux ayant antérieureurement une goutte militaire, et ayant par le fait du coït une poussée aiguë. Les deux hommes étant sains l'un et l'autre avant le coït, un seul est atteint de blennorrhagie. C'est donc, disent les partisans de la blennorrhagie spontanée, que la femme n'avait pas la chaudepisse puisqu'elle ne l'a pas donnée à l'un des deux et que l'autre l'a eue simplement inflammatoire. Il y a là un argument spécieux, — mais qui ne résiste pas à la discussion. La blennorrhagie, de même que toute infection, a besoin, pour se déclarer, de voir le terrain sur lequel elle va se développer, préparé en quelque sorte ; et c'est ici qu'entrent en jeu les causes accessoires, que Ricord et son école avaient si merveilleusement énumérées, mais bien à tort jugées comme suffisantes. L'un des deux hommes, celui qui devint blennorrhagique, a pu être dans des conditions, telles que le virus a eu sur lui plus de prise et par suite a été l'origine de la chaude-pisse, qu'a évitée l'autre plus résistant.

Cette immunité momentanée et spéciale, n'implique pas la perte de la virulence du pus de la blennorrhagie chronique de la femme, il montre qu'il peut exister sans que, dans tous les cas, l'homme qui aura des rapports avec cette femme soit contaminé. Il pourra arriver, et cela arrive beaucoup plus fréquemment qu'on ne peut le supposer, que nombre de femmes, de femmes publiques sont atteintes d'uréthrite blennorrhagique qui ont des rapports nombreux et divers sans donner de blennorrhagies à *tous* les hommes qu'elles reçoivent. Elles ne sont dangereuses que de loin en loin, cela s'explique par les soins de propreté momentanés qu'elles ont pris avant d'avoir des rapports, par la latence en quelque sorte de leur blennorrhagie, enfin par la localisation du pus blennorrhagique.

Ces divers points demandent quelques explications. Le pus blennorrhagique féminin est très peu abondant pendant la période chronique, il reste sous forme d'une ou deux gouttes épaisses, cachées au fond d'un cul de sac glandulaire, d'un canal étroit. Pour le faire sortir du point dans lequel il se maintient fixé, il faut qu'il soit entraîné, soit de dehors en dedans, soit de dedans en dehors. Est-il dans l'urèthre (uréthrite chronique) il suffira à la femme d'uriner avant d'avoir des rapports et le pus se trouvera entraîné — qu'elle fasse suivre cette miction d'un lavage soigneux et persistant, comme la plupart des filles savent le faire, et l'homme qui aura des rapports avec elle pourra souvent les avoir impunément. Il ne s'en suivra pas que le pus qu'elle a fait disparaître n'était pas contagieux, mais seulement que dans l'uréthrite chronique de la femme, la localisation de la blennorrhagie est telle que l'homme peut impunément, dans nombre de cas, échapper à la contagion, grâce aux procédés qu'emploient les femmes expérimentées, procédés du reste, qu'elles emploient lorsqu'elles doivent être visitées par les médecins chargés des examens des prostituées et par lesquels elles arrivent très facilement à dissimuler leur blennorrhagie.

Pour les localisations glandulaires, même raisonnement peut expliquer la non contagiosité apparente du pus blennorrhagique, à la période de chronicité. Les filles atteintes de folliculites, de bartholinites chroniques recèlent dans les culs de sac glandulaires du pus tout aussi dangereux que le pus de la blennorrhagie vaginale aiguë, mais ce pus ne se met pas en contact avec l'urèthre de l'homme, il reste cantonné dans les culs de sac, d'où rien ne vient le faire sourdre à l'extérieur. Le pénis pénètre immédiatement dans le vagin, et « comme dans le commerce des filles, ainsi que le dit M. Fournier, les conditions d'excitation spéciales, font le plus souvent défaut, » les sécrétions vulvaires ne viennent pas entraîner au dehors le pus qui reste ainsi éloigné de la muqueuse uréthrale masculine. Et cette explication de l'innocuité apparente du pus de la blennorrhagie chronique chez la femme peut s'appliquer en cas d'une seule contagion alors que deux individus ont eu des rapports avec la même femme. Que l'un d'eux ait été plus ardent, ou plus longtemps en contact avec la femme, que celle-ci ait eu quelque sécrétion vulvaire par suite des doubles rapports plus ou moins prolongés, et que cette sécrétion ait été en contact avec un seul des deux hommes et c'est celui-là seul qui sera atteint de blennorrhagie.

La contagiosité cesse le jour où le bacille blennorrhagique est détruit. Tel est, en somme, le résumé de cette étiologie de l'affection. Les auteurs qui ont eu l'occasion de voir de nombreux cas de blennorrhagie chez la femme et ont l'habitude de la rechercher et de la reconnaître partagent mon opinion à cet égard. Il me suffira de citer Martineau, Alph. Guérin, qui donne l'observation suivante pouvant servir de type pour montrer la durée du pouvoir virulent du gonocoque. « Une femme contracta la blennorrhagie avec son mari. Après un traitement exactement suivi, elle se croyait guérie, lorsqu'elle devint veuve : elle remarqua bien après ses règles, que son linge était taché, mais dans l'intervalle des deux époques menstruelles, elle n'avait pas le moindre écoulement. Trois ans après la mort de son mari elle devint éperdument amoureuse d'un homme marié. Malgré son désir de rester vertueuse, il arriva que le lendemain de la cessation de ses règles, elle succomba et quelques jours après, je reconnus chez son complice l'existence d'une blennorrhagie. Chez la femme je ne trouvai rien dans le vagin ; dans l'urèthre, je ne constatai ni rougeur, ni suintement. Toutefois en pressant sur le canal de l'urèthre, je vis une toute petite gouttelette de mucus blanc à l'entrée d'une des deux glandules placées au-dessous du méat urinaire. C'était là, évidemment, le reste de l'ancienne blennorrhagie ; il y en avait assez pour que la maladie se transmît. » C'est donc dans le cas particulier, après une latence de plus de 3 ans que la blennorrhagie de la femme s'est révélée par une inoculation chez l'homme avec lequel elle eut des rapports.

Ces faits de blennorrhagie latente, de blennorrhagie cachée au point de vue du danger de la blennorrhagie de la femme pour l'homme sont d'une valeur considérable. D'une part, eu égard à la prophylaxie de la blennorrhagie au point de vue social, d'autre part eu égard à la prophylaxie individuelle.

Au point de vue de l'hygiène générale, de l'hygiène sociale, la blennorrhagie doit être rangée parmi les affections autorisant l'internement des prostituées, au même titre que la syphilis ; or jusqu'à ce jour on a presque toujours laissé exercer librement la prostitution à toutes les filles atteintes de blennorrhagie chronique [1]. Cela tient à ce qu'il est *de toute impossibilité* avec l'organisation actuelle du dispensaire tel qu'il fonctionne, de pouvoir saisir une femme encore munie du pus révélateur. Elles échappent à l'examen, cependen-

---

1. Je sais que l'on va me répondre que toute fille que *l'on trouve* atteinte de blennorrhagie, a toujours été retenue ; cela est vrai, théoriquement ; j'ai voulu me rendre compte par moi-même de ce que j'avance et j'ai pu constater que sur 15 prostituées prises au hasard, et *mises en liberté par le dispensaire* il y en avait 11 atteintes de blennorrhagie que l'on n'avait pu reconnaître.

dant, je dois le dire, consciencieux mais illusoire, des médecins du dispensaire et continuent à répandre dans le public cette blennorrhagie, que des jeunes gens verront se transformer en goutte militaire et donneront à leurs femmes lorsqu'ils se marieront sous forme de métrites, de salpingites, etc.

Je ne veux pas ici envisager cette question d'hygiène sociale, me réservant d'y revenir à propos du pronostic de la blennorrhagie et montrer alors de quelles conséquences désastreuses peut être au point de vue de la santé publique, la négligence que l'on apporte dans l'examen et la recherche de la blennorrhagie féminine.

Au point de vue individuel, les considérations étiologiques qui précèdent peuvent entraîner des conclusions prophylactiques d'une certaine importance. Non-seulement, elles paraissent confirmer l'immunité relative du coït chez les prostituées, eu égard à la propagation de la blennorrhagie, mais encore elles permettent par la connaissance de toutes les causes qui facilitent la contagion, de l'éviter plus aisément.

Des causes accessoires qui favorisent l'inoculation blennorrhagique. — C'est en effet, les causes accessoires qui paraissent dans les cas de blennorrhagie chronique jouer le plus grand rôle dans l'inoculation blennorrhagique. — Les excitations prolongées précédant le coït, la masturbation antérieure de la femme, le coït prolongé, sont les raisons les plus fréquentes d'appel à la sécrétion vulvo-vaginale de la femme, et par suite à l'apparition du muco-pus blennorrhagique qu'elle peut recéler. Enfin, pendant le coït, les contacts prolongés, les frottements du gland, au niveau de la vulve sont aussi des causes d'inoculation au cas où elle peut se produire, maintenant la muqueuse uréthrale turgescente et congestionnée en contact prolongé avec les lacunes, où se cache la goutte blennorrhagique menaçante. — En somme lorsque l'on à affaire à une femme suspecte et (presque toutes les prostituées le sont, eu égard à la blennorrhagie), les rapports les plus courts sont toujours les meilleurs ; surtout si on les fait précéder de la toilette attentive de la femme, et qu'on les fait suivre d'une ablution complète du gland et de la verge.

Ces conseils d'hygiène pourront, dans nombre de cas, n'être pas suivis d'effets salutaires ; mais bien souvent aussi ils permettront d'éviter la contagion, même dans les cas où la femme serait atteinte de blennorrhagie.

De la blennorrhagie maternelle comme cause de l'ophtalmie chez les nouveau-nés. — Ce sont ces mêmes règles qui ont permis à Credé et Zeifel de restreindre considérablement le nombre des ophthalmies chez les nouveau-nés. Il faut savoir et actuellement, peu d'auteurs le mettent en doute, que la conjonctivite des nouveau-nés est une conjonctivite blennorrhagique, et inoculée par la mère, atteinte elle-même de blennorrhagie génitale. — Ce fait longtemps mis en suspicion, ne paraît plus niable actuellement, et le Dr Chevallereau, ophthalmologiste des Quinze-

Vingts, me disait que dans tous les cas d'ophtalmie purulente qu'il avait pu observer chez les
nouveau-nés, il avait toujours pu retrouver le
gonocoque. Or, à quelle cause attribuer cette inoculation spécifique, sinon aux liquides vulvaires,
vaginaux, ou utérins. On sait combien il est difficile, sinon impossible, de rendre aseptique, la cavité
cervicale atteinte de blennorrhagie ; il n'est donc
pas douteux qu'au moment de l'accouchement
l'œil de l'enfant peut se trouver en contact avec
le pus utérin plus ou moins étendu, et mêlé à
d'autres sécrétions. Les auteurs qui ont nié cette
origine spécifique de l'ophtalmie des nouveau-
nés, s'appuyaient sur le même argument à toutes
les occasions rappelé, à savoir qu'on a vu des
ophtalmies de nouveau-nés, chez des enfants de
mères non blennorrhagiques, par suite, que cette
ophtalmie est purement inflammatoire et n'est
nullement virulente. Il y aurait ici à reproduire
tout ce qui a déjà été dit, pour démontrer l'inanité
d'un tel argument. — C'est parce qu'on n'a pas su
trouver la blennorrhagie chez la femme, qu'on ne
l'a pas voulu voir où elle était, qu'on a pu nier
l'état pathologique de la mère et attribuer, par
suite, l'état des yeux de l'enfant à une cause autre
que la véritable.

Je veux citer une observation à ce propos, qui
pour moi doit entraîner la conviction et montrer
combien dangereuses peuvent être certaines
femmes qui ne se doutent pas elles-mêmes de l'affection dont elles sont atteintes. — Une jeune femme
était mariée depuis quatre ans et avait déjà eu un
enfant, lorsqu'elle me pria de l'accoucher. — L'ac-

couchement se fait normalement et les suites de couches furent nulles ; cependant dans le mois qui suivit l'accouchement elle eut quelques flueurs blanches et six mois après je constatais que le col était resté gros, l'utérus volumineux et de temps en temps la malade se plaignait de quelques pertes sanguines. — De plus l'enfant fut pris le deuxième jour, de sa naissance, d'ophtalmie purulente des deux yeux, et dans le pus on trouva des gonocoques. — J'interrogeai la malade, rien ne put me permettre d'affirmer la blennorrhagie que je jugeais certaine d'après l'affection oculaire de l'enfant. J'interrogeai le père qui ne mit aucune hésitation à m'accuser une série de chaudepisses antérieures pendant qu'il était garçon et que de temps en temps encore, s'il faisait un excès quelconque, vénérien ou alcoolique, il voyait revenir une petite goutte blanchâtre. Je ne doutais plus de l'origine de l'affection des yeux de la petite fille, et grâce à des cautérisations au nitrate d'argent, la guérison se fit rapidement. — La mère avant l'accouchement avait un peu de métrite, tout simplement ; rien du côté de l'urèthre, ou de la vulve ; il n'y avait que de la métrite. Cela suffisait à tout expliquer, localisation de la blennorrhagie féminine dans le col utérin, sans autre manifestation, uréthrite, vulvite, etc. Sans la relation d'effet à cause, il m'eut été impossible de remonter à la source même des accidents. La métrite ne se serait pas révélée de nature blennorrhagique, et combien sont ainsi que l'on regarde comme des métrites simples et qui sont bel et bien des métrites blennorrhagiques.

La prophylaxie de l'ophtalmie des nouveau-nés, étant donné qu'il est souvent impossible de savoir avant l'accouchement, si la femme est ou n'est pas blennorrhagique, réside en la désinfection minutieuse de l'œil de l'enfant au moment de la naissance, c'est-à-dire au moment même où se fait l'inoculation. On peut ainsi arrêter le développement de l'ophtalmie. Le moyen par excellence consiste à faire, dans chaque œil, immédiatement après la naissance, une seule instillation de deux gouttes d'une solution de nitrate d'argent à 2 0/0 (Credé). C'est en observant strictement ces précautions qu'on parvient à réduire à un minimum insignifiant, le nombre de cas d'ophtalmie purulente observés dans les maternités, où avant l'adoption de ce traitement on le rencontrait d'une façon courante.

Cette étiologie de la blennorrhagie de l'œil chez le nouveau-né s'explique naturellement, il y a contact direct de la muqueuse oculaire avec le liquide virulent. Mais en est-il de même pour l'ophtalmie blennorrhagique de l'adulte? faut-il admettre qu'il y a eu transport par les doigts de la malade, par les linges souillés du pus génital sur la muqueuse oculaire? Pour certains auteurs telle serait la seule cause de l'ophtalmie. Cependant on a cherché, dans ces dernières années, à démontrer, que cette localisation au niveau de l'œil n'était qu'une manifestation éloignée de l'infection générale, comme l'arthrite blennorrhagique, comme certaines éruptions cutanées. — Ces questions seront reprises lorsque nous examinerons les complications de la blennorrhagie chez la femme.

Causes de quelques localisations extra-génitales de la blennorrhagie.

— La blennorrhagie chez la femme n'est pas constamment génitale et d'autres muqueuses peuvent être inoculées. — Je dois citer d'abord la muqueuse anale. Un fait qui ressort de mon observation est la rareté de la blennorrhagie rectale. — Elle peut être atteinte primitivement ou secondairement.

Primitivement le pus sera directement porté sur elle par le pénis dans des rapports contre nature. Ceux-ci n'auront pas besoin d'être complets, la pénétration du pénis dans l'anus même sera inutile pour amener l'inoculation de la blennorrhagie anale. — Etant donné la fréquence considérable, je devrais presque dire la constance des rapports anormaux chez les filles que j'ai eues à examiner, il ne m'est arrivé que très rarement de constater la présence d'une blennorrhagie rectale. — Martineau était arrivé à la même conclusion puisqu'il ne vit que trois cas de blennorrhagie rectale sur plus de 7,000 femmes. — Il faut admettre une sorte d'immunité pour la muqueuse rectale. Elle se trouve exposée non seulement dans les rapports contre nature, mais encore pendant les rapports normaux. — Pendant les approches, le pénis, cherchant sa voie, erre souvent trop en avant, trop en arrière et peut pendant ses recherches maladroites, déposer du pus blennorrhagique au niveau de la muqueuse anale. Or, l'inoculation ne se fait pas dans ce cas. Il semblerait qu'il faille un contact plus prolongé, et surtout que le liquide virulent soit porté dans l'anus même, sur la muqueuse, pour être actif. Le sphincter anal est une barrière suffisante pour empêcher l'extension de la blennorrhagie.

C'est à lui aussi qu'il faut attribuer la rareté excessive, suivant moi, l'impossibilité des inoculations rectales secondaires. On doit admettre, en effet, comme l'ont écrit quelques auteurs, que les liquides utérins, vaginaux, chargés d'éléments blennorrhagiques, peuvent baigner la région anale, y séjourner et y déterminer une localisation secondaire, résultant de la blennorrhagie primitive. J'ai eu l'occasion de voir des faits semblables. Mais l'infection reste limitée à l'anus et n'atteint pas le rectum. Dans nombre de cas, j'ai pu trouver au niveau de l'anus, du périné et même du périné postérieur des végétations résultant de l'irritation produite par la macération prolongée de la région dans du pus blennorrhagique, toute la région périnéale était atteinte d'excoriations, de desquamation, d'irritation superficielle, mais on pouvait constater l'intégrité absolue de la muqueuse rectale. De sorte que je serais tout prêt à conclure que toute blennorrhagie rectale est le résultat de la pédérastie, et l'étiologie de la propagation blennorrhagique par l'écoulement du liquide de la vulve vers l'anus, est, à mes yeux, problématique.

Il peut aussi arriver pour le rectum comme pour le vagin, que la blennorrhagie soit transmise par la femme, servant d'intermédiaire, en quelque sorte, entre deux amants successifs, le premier blennorrhagique, le deuxième, sain. La femme peut rester indemne, alors que le deuxième prendra la blennorrhagie que le premier avait déposée dans un premier rapport. Il me suffit de rappeler l'observation si délicieusement écrite par Jullien, et dont il peut garantir l'authenticité.

« Deux amis, Oreste et Pylade, voulurent un jour rendre hommage à la même divinité. Mais Oreste qui devait commencer la cérémonie, se savait impur, et pour rien au monde n'eut voulu souiller le sanctuaire dont Pylade devait s'approcher après lui. Pour ne trahir ni son rival ni son amitié, il fit son offrande à Vénus... Callipyge. Or il arriva que Pylade, possesseur *in petto* du prétendu secret, et qui ne pouvait s'attendre à tant de délicatesse de la part de son ami, crut prudent de déserter le rite accoutumé et sacrifia sur l'autel même qu'Oreste venait de profaner. Il expia douloureusement cette défiance. Oreste était depuis longtemps consolé, que Pylade versait encore d'abondantes larmes. »

Cette notion du dépôt du pus blennorrhagique dans une cavité naturelle et devenant l'origine d'une contamination possible, explique certains faits peu nombreux, mais qui semblent cependant avoir été observés avec soin et publiés avec la plus entière bonne foi, par des auteurs qui ont nom : Cutler, Clerc, Horand, Diday, Rosinski. Je veux parler des faits de blennorrhagie chez des hommes qui n'ont eu d'autre contact que celui de la cavité buccale féminine. « Que de nos jours, à Paris, dit Jullien à ce propos, parmi les jeunes gens, la *succion de la verge* ait remplacé, dans une large mesure, les rapports normaux, ce n'est un mystère pour personne. Un tel procédé, s'il n'exclut pas toutes les chances de transmission syphilitique, met-il du moins à l'abri de la gonorrhée? Ce serait une erreur de le croire. Car je tiens de E. Clerc une observation parfaitement probante de blennorrhagie contractée de la sorte. L'écoulement était jaune verdâtre. Le malade, un fonctionnaire de passage à Paris, souffrait beaucoup, et notre maître affirme que c'était bien là un type de chaudepisse. Cependant la victime, jura sur son honneur de sous-préfet, qu'il n'y avait eu d'autres contacts que ceux dont nous parlons. »

Dans les deux cas de Diday (*Lyon méd.*, 1888, p. 440), il en fut absolument de même. De même aussi, dans le cas d'Horand (de Lyon aussi), publié dans la *France Médicale*, où l'on signale un malade atteint de blennorrhagie, pour avoir pratiqué le coït *ab ore* avec une femme qui, précédemment, avait eu des rapports identiques avec un autre individu, lequel était blennorrhagique.

Chantemesse (Soc. méd. des hôp., 10 juillet 1891) rapporte l'observation d'un étranger, qui six jours après un coït *ab ore* présentait un léger écoulement purulent dans lequel on trouva à l'état de pureté, des gonocoques reconnaissables à tous leurs caractères. — On sait qu'ils peuvent croître ailleurs que sur l'épithélium cylindrique. — Les faits récents de Dohr sont démonstratifs en ce qui concerne la propagation de la blennorrhagie par la voie buccale; chez les nouveau-nés il a pu décrire une stomatite ulcéro-membraneuse blennorrhagique. Il n'est plus besoin de nier l'existence possible des gonocoques dans la cavité buccale et par suite la possibilité d'une blennorrhagie transmise dans un coït *ab ore*.

A titre de curiosité, il faut signaler les lignes suivantes qui, actuellement, n'ont plus raison d'être, mais qui montrent à quel degré d'égarement peut mener une théorie à soutenir. Ces lignes ont été écrites en 1886. « Deux mots maintenant sur un mode de contagion médiate admis autrefois, mais rejeté aujourd'hui par tous les classiques, je veux parler de l'absorption par voie stomacale.

» On raconte qu'un époux trompé résolut de se venger, en communiquant la chaudepisse au séducteur. Dans ce but, il contracta d'abord la maladie, puis fit boire à sa femme une tasse de lait additionnée de muco-pus. L'histoire ajoute que les deux coupables partagèrent au bout de peu de jours le sort du justicier. En thèse générale, cela n'est pas admissible, mais il faut avouer que la théorie microbienne serait peut-être de nature à légitimer, au moins théoriquement, l'hypothèse d'une telle transmission. »

Il est inutile d'insister, et l'auteur lui-même de ces lignes, les répudierait actuellement, j'en suis persuadé.

Etats constitutionnels et blennorrhagie. — Faut-il laisser dans le même oubli toutes les considérations, en quelque sorte accessoires, de l'étiologie blennorrhagique chez la femme. Ces considérations, sur lesquelles Martineau s'appuyait avec tant de complaisance, qui, pour lui, avaient une influence considérable sur l'évolution de cette affection, « qui déterminent ou entretiennent l'état chronique ».

Une affection constitutionnelle exerce-t-elle une influence sur l'évolution blennorrhagique, et réciproquement, la blennorrhagie aura-t-elle une action sur une maladie constitutionnelle? Martineau, partisan convaincu de la spécificité de la blennorrhagie, admet des uréthrites, des vaginites, des métrites constitutionnelles, mais les différencie complètement de la blennorrhagie. Vidal (de Cassis) pensait que la goutte, le rhumatisme, les vices dartreux, scrofuleux, pouvaient avoir une influence sur la marche de la blennorrhagie : « Ainsi, dit-il, on voit chez les rhumatisants une chaudepisse se sécher rapidement dans un accès de rhumatisme, et reparaître quand l'affection articulaire cesse ; il est, par contre, des sujets qui voient paraître un écoulement à tous leurs accès de rhumatisme ; on observe des dartreux, dont les écoulements revêtent la chronicité de la dermatose ; l'humeur devient alors séreuse, peu abondante ; il y a des démangeaisons sur la muqueuse sécrétante, et l'on n'obtient, chez eux, une guérison complète que par les modifications longtemps continuées qui s'adressent à la maladie cutanée. Le vice scrofuleux imprime de même un caractère de chronicité à la blennorrhagie. »

« Depuis quelques années, dit Martineau, j'appelle l'attention de mes élèves sur cette action réciproque des maladies constitutionnelles sur la blennorrhagie, et de celle-ci sur les manifestations constitutionnelles. Il n'y a pas de jour, en effet, où je n'ai l'occasion d'observer des femmes strumeuses, arthritiques, herpétiques, chez lesquelles l'affection blennorrhagique prend une allure particulière, une modalité clinique spéciale, appelant de suite l'attention sur le mauvais terrain où elle évolue. » Certaines lésions même, servant à déterminer une des variétés anatomiques de la blennorrhagie, peuvent être le triste privilège de certains tempéraments (j'emploie à dessein un mot vague). Certains sujets ont plus de tendance, sous l'influence d'une cause quelconque traumatique ou spontanée, spécifique ou banale, à présenter tel ou tel symptôme, qu'on trouvera toujours le même, sauf quelques nuances nécessaires, chez tous les individus présentant la même prédisposition. C'est ainsi que les scrofuleuses atteintes de blennorrhagie, présenteront des vulvo-vaginites intenses, généralisées, s'accompagnant d'un écoulement de pus d'une abondance extraordinaire, auquel s'ajoute rapidement une desquamation totale de toute la surface génitale, et dans quelques cas, la production de véritables fongosités, etc., toutes lésions que l'on ne trouve pour ainsi dire jamais chez les femmes, présentant une santé robuste ou arthritiques, ou herpétiques. Chez ces dernières, la blennorrhagie se localisera plus vite, prendra une marche chronique assez rapidement, mais jamais on ne verra, sauf dans de très rares exceptions, ces suppurations profuses et parfois fétides. Il semblerait, dans ces cas, qu'il existe une action combinée de la constitution même de la malade et de la blennorrhagie. Il semblerait que les symptômes provoqués par la blennorrhagie n'appartiennent pas elle seule, mais en même temps à la diathèse qui ajoute les siens, de même ordre et de même localisation ; inversement, la diathèse elle-même a imprimé, à la blennorrhagie, un caractère particulier ; il semblerait qu'elle la dirige dans le sens des habitudes morbides de la malade, qu'elle exagère certains symptômes s'alliant certainement avec ceux de la diathèse préexistante, qu'elle atténue certains autres au contraire auxquels l'organisme ne semble pas accoutumé.

De là chez la femme divers aspects de la blennorrhagie. Si l'on ajoute les différences imprimées à la marche générale de l'affection par la nature même du pus, origine de la contamination, sa virulence plus ou moins accentuée, le siège de ces inoculations, on peut, dès maintenant, comprendre quel rôle important joue l'étiologie que nous venons d'étudier dans l'histoire clinique de la blennorrhagie féminine.

III

ÉTUDE CLINIQUE

I

BLENNORRHAGIE AIGUE

La blennorrhagie aiguë peut chez la femme occuper toute l'étendue de la muqueuse génito-urinaire, et, dès les débuts de l'infection aiguë, il en est presque toujours ainsi. La vulve, l'urèthre, le vagin et le col utérin sont le siège de la suppuration blennorrhagique. Cette généralisation tient au mode même de contagion, à l'inoculation en tous les points de la muqueuse. Cette blennorrhagie aiguë, généralisée, est plus fréquente, ainsi que je l'ai dit, chez les jeunes sujets ; il semblerait que l'étiologie joue là encore un grand rôle et que l'inoculation vulvaire est chez les novices plus fréquente que chez les femmes ayant déjà subi un grand nombre de rapports. Parmi les malades que j'ai examinées à Saint-Lazare, je n'ai guère trouvé la blennorrhagie aiguë généralisée que chez des filles âgées de moins de

19 à 20 ans. Les malades plus âgées, lorsqu'elles étaient atteintes de blennorrhagie aiguë, présentaient seulement des localisations de leur affection.

Symptômes subjectifs et marche de la blennorrhagie aiguë. — Lorsque la blennorrhagie est généralisée, le début en est marqué par une sensation de prurit vulvaire fort pénible, portant les malades à se gratter, à rechercher des frottements qui calment cette démangeaison énervante ; chez quelques-unes même on a signalé une tendance à réclamer le coït, à la masturbation. Chez quelques malades le prurit peut être poussé au point d'empêcher tout repos, maintenant la malade éveillée la nuit, la forçant à quitter son lit pour se faire des ablutions froides qui, dans certains cas, calment assez efficacement ces démangeaisons intolérables.

Ces symptômes pénibles et violents sont l'exception ; dans la plupart des cas, il ne se produit qu'une sensation de chaleur, de brûlure ; au moment de la miction, lorsque l'urine vient à mouiller la vulve irritée, ces sensations s'exagèrent et il peut se produire une véritable douleur. Les malades localisent bien cette douleur, non pas au niveau du méat, mais sur la surface vulvaire, au niveau de la fourchette et surtout à la face interne des petites lèvres.

Pendant la marche, pendant les grandes chaleurs, chez les femmes dont les soins de propreté laissent à désirer, ces douleurs s'exaspèrent. Par les frottements des cuisses, la sensation de cuisson devient très marquée et on peut voir survenir de l'érythème, parfois de véritables entamures au niveau des plis génito-cruraux.

A ces phénomènes subjectifs s'ajoutent parfois des troubles de la miction, qui devient plus fréquente, les malades sont forcées de se lever deux ou trois fois la nuit pour uriner, dans quelques cas, mais rarement, il existe une douleur uréthrale pendant la miction analogue à celle qu'éprouve l'homme atteint de chaudepisse ; cette douleur siège au niveau de l'urèthre, parfois tout le long du canal de l'urèthre, sensation de brûlure, de chaleur, qui commence au début de la miction, se prolonge pendant toute sa durée et souvent, s'exaspère au moment de l'émission des dernières gouttes d'urine. Lorsque ces symptômes se montrent, il faut penser à l'existence d'un léger degré de cystite qui, dans nombre de cas, peut s'aggraver et donner tous les symptômes de la cystite blennorrhagique, coexistant rarement avec le début de la chaudepisse, mais s'établissant seulement après un certain temps d'existence de l'écoulement. L'uréthrite aiguë et la cystite sont rarement isolées, presque toujours elles coïncident avec la vulvite et avec la vaginite.

La vaginite ne donne guère de symptômes spontanés, elle ne se révèle souvent que par des sensations qu'il faut provoquer. Elle n'existe jamais seule à l'état aigu ou à l'état chronique, elle est toujours accompagnée d'une vulvite, d'une uréthrite et plus souvent encore de l'endométrite cervicale. Les premiers symptômes de la vaginite aiguë sont des symptômes de vaginisme. Le moindre contact au niveau de l'orifice vaginal devient l'occasion de douleurs plus ou moins violentes. La malade cherche-t-elle à avoir des rapports, que l'approche du pénis lui arrache de véritables cris, les efforts de pénétration du membre viril exaspèrent cette douleur que la malade ne peut réellement supporter. Si on cherche à pratiquer le toucher, les mêmes souffrances réapparaissent et, dans nombre de cas, on est forcé de renoncer à faire un examen de malades atteintes de vaginite aiguë. Le petit doigt ne peut être supporté, et c'est à peine si, dans deux cas que j'ai eus sous les yeux, il m'a été possible d'introduire une toute petite canule en verre de la grosseur d'une plume de corbeau pour faire les injections, et les lavages destinés à calmer cette violente irritation. En effet à la douleur exaspérante causée par le contact même du doigt ou d'un instrument, avec la muqueuse vulvo-vaginale, se joint une contracture très notable de l'orifice vulvaire; et aussi du releveur de l'anus. Lorsqu'on est arrivé à pénétrer dans le vagin on sent le doigt serré par un double anneau des plus nets, et qui se contracte spasmodiquement, pendant que les douleurs prennent une intensité qui force à cesser rapidement cette exploration pénible. Lorsqu'on ne fait subir à la muqueuse vulvo-vaginale aucun contact, la douleur cesse et la malade ne ressent aucun symptôme lui rappelant l'existence de sa vaginite. De même lorsque la blennorrhagie a atteint le col utérin; elle ne donne aucun symptôme particulier, rien qui puisse attirer l'attention de la malade de ce côté, et c'est le médecin qui découvre la métrite blennorrhagique.

Lorsque surviennent des complications profondes il n'en est plus de même, et la malade, dès le début, s'inquiète des douleurs violentes apparaissant du côté du bas-ventre, au niveau des fosses iliaques — surtout à gauche. — L'état général devient alarmant, la fièvre s'allume, des frissons apparaissent, la température s'élève, les vomissements surviennent, l'abdomen devient douloureux spontanément et à la pression, la malade pâlit, le facies prend l'aspect *abdominal*, en résumé la malade présente tous les symptômes qu'ont si merveilleusement décrits Bernutz et Goupil, sous le nom de pelvi-péritonite et qu'on est convenu d'appeler actuellement salpingite ou salpingo-ovarite.

En somme tous les symptômes de la blennorrhagie aiguë varient suivant le siège de celle-ci ; mais ne présentent rien de particulier à signaler. Peu marqués en général, il faut, dans la grande majorité des cas, rechercher cette blennorrhagie pour la trouver. Les symptômes subjectifs qui l'annoncent sont extrêmement peu marqués et n'existent guère que dans les cas exceptionnels de vulvo-vaginites blennorrhagiques suraiguës qui sont très rares.

C'est le plus souvent sourdement que s'établit la blennorrhagie, et sans que la malade s'aperçoive de son état. Tantôt c'est un peu de leucorrhée plus abondante, tantôt une coloration particulière, verdâtre, des taches sur le linge, qui attireront son attention et la porteront à demander un conseil. Le plus souvent, ce ne sera que lorsqu'il existera des complications qu'elle

viendra trouver le médecin. Tout écoulement passera à ses yeux pour des flueurs blanches et elle
n'y attachera qu'une importance secondaire.

La blennorrhagie subaiguë sera la transition
en quelque sorte entre la période aiguë et la période chronique ; plus souvent elle marquera le
début de la blennorrhagie. Celle-ci peut, en effet,
s'établir sans que la femme ait jamais présenté
de période aiguë, ou tout au moins, elle a passé
inaperçue, et d'emblée c'est la forme chronique
qui s'est montrée. Certaines localisations semblent prédisposées à la blennorrhagie chronique ; d'autres, au contraire, semblent avoir le
triste apanage de la blennorrhagie aiguë. Les organes génitaux externes, la vulve surtout et le
vagin sont le siège de prédilection de la blennorrhagie aiguë. Puis ensuite l'urèthre — enfin l'u-
térus et ses annexes. Mais si cette localisation de
la blennorrhagie aiguë est plus fréquente au niveau de la vulve et du vagin, par contre, la blennorrhagie chronique semble avoir des préférences
toutes opposées. L'urèthre et l'utérus sont les
points par excellence où se cantonne et persiste la
blennorrhagie ; la vulve et surtout le vagin arrivent au contraire avec la plus grande facilité à
être guéris de toute lésion. J'ai dit dans ce qui
précède que je ne considérais que la fréquence
de la blennorrhagie aiguë relativement à son
siège et non la blennorrhagie en général. On
pourrait se trouver étonné en effet de me voir
placer l'urèthre au dernier rang dans les localisations du gonocoque, et cela avec juste raison, si
j'avais voulu envisager la blennorrhagie en géné-

ral. C'est en effet le canal qui est le plus fréquemment atteint, mais il l'est chroniquement, alors que le vagin ne l'est ainsi que très rarement; certains auteurs ont même nié la vaginite blennorrhagique et l'ont regardée comme un réceptacle du pus utérin et non comme un producteur du pus qu'on y rencontre. Dans l'urèthre, dans l'utérus la blennorrhagie si fréquente n'a jamais ou presque jamais débutée par des phénomènes aigus, elle a été d'emblée chronique, et chronique elle est restée jusqu'au jour où, par hasard, la plupart du temps, on l'a découverte.

La blennorrhagie aiguë présente diverses terminaisons, elle reste rarement généralisée; dans la grande majorité des cas, les phénomènes aigus, s'atténuent, disparaissent, puis à la période active succède une période de calme, puis de disparition de certains symptômes. Le début dramatique de certaines blennorrhagies aiguës ne tient pas tout ce qu'il promet et au bout de quelques jours de soins, simplement d'hygiène, on peut voir tout s'apaiser, et l'affection suivre son cours sans donner d'autres symptômes que ceux provoqués par la présence de l'écoulement devenu très rapidement chronique.

La marche de cette blennorrhagie est difficile à spécifier. Elle est irrégulière. Est-elle d'emblée généralisée ou se fait-il une inoculation de proche en proche; cela est très difficile à reconnaître. Dans la plupart des cas, on ne sait pas le jour de l'inoculation blennorrhagique, on ne sait pas plus le jour du début de la blennorrhagie; la malade ne le sait pas elle-même, elle ne s'aperçoit de son affection que lorsque la période aiguë est déjà bien établie, et dans ce cas, la multiplicité des localisations blennorrhagiques sinon la généralisation, ne permet pas de reconnaître par quelle région s'est fait ce début. Il ne sera guère possible non plus de préciser quelles lésions persisteront après la période aiguë, quel siège adoptera le gonocoque, où il s'établira pour constituer la localisation de la blennorrhagie chronique. D'après nos statistiques portant sur plusieurs centaines de malades, on peut seulement, à cet égard, tirer cette conclusion que l'urèthre, les follicules vulvaires, et l'utérus sont les points où dans la plupart des cas persiste le pus blennorrhagique.

Symptômes objectifs. Vulvite aiguë. — Lorsqu'on examine une femme atteinte de blennorrhagie aiguë, on est frappé tout d'abord de l'aspect particulier que présente la vulve; c'est là que se montrent avec toute leur intensité les phénomènes aigus de la blennorrhagie. Chez une fille jeune, en général, on trouve toute la muqueuse vulvaire d'une rougeur vive, intense, se présentant, si on a soin d'essuyer les liquides qui la recouvrent, sous un aspect luisant ; au moindre contact, elle saigne facilement. Elle est dépouillée de son épithélium, détaché par la macération dans les liquides qui la baignent constamment. Dans nombre de points où cette desquamation a été plus marquée, on peut voir de véritables plaques rouges, presque violacées — ces plaques siègent surtout au niveau des plis muqueux, aux points où le liquide purulent s'est accumulé avec plus de facilité, où il séjourne constamment. Ces plaques sont quelques-unes tranformées en excoriations, plus ou moins creuses, fissuraires, recouvertes d'un enduit pultacé, jaune verdâtre; elles siègent au niveau de l'insertion des caroncules myrtiformes, au niveau de la fourchette en particulier, à l'union du vestibule et des petites lèvres, parfois aussi au-dessous du clitoris, à son pourtour, au niveau du capuchon. Il semble qu'il se soit fait en ces points une macération prolongée des tissus qui se sont, en quelque sorte mortifiés et ont donné lieu par leur mortification à ces petites pertes de substance. Elles sont irrégulières, et saignent avec la plus grande facilité dès qu'on vient à les toucher.

La muqueuse tout entière est gonflée, turgescente et on trouve les replis vulvaires, les caroncules, les petites lèvres augmentées de volume, œdématiées. A leur surface interne, si on vient à les écarter en les tendant, on peut voir un véritable semis de petites élevures granitées, donnant à toute la surface un aspect chagriné; ces petites élevures sont les glandes augmentées de volume et indiquent la tuméfaction des follicules glandulaires. Au niveau du vestibule, autour de l'urèthre, on peut voir aussi de petites tumeurs de la dimension d'un grain de mil parfois, surmontées d'une frange muqueuse au centre de laquelle se trouve un petit orifice, donnant issue à un pus jaunâtre, épais, difficile à expulser; ce sont les follicules prourethraux, envahis eux aussi par la blennorrhagie aiguë. Enfin, sur les côtés de l'orifice vaginal, on sent deux tumeurs arrondies, douloureuses au toucher, rénitentes, et du volume d'une noisette, parfois plus grosses, ce sont les glandes de Bartholin. Leur orifice est d'ordinaire auréolé d'une tache rouge vif, bordé d'un petit liseré d'un rouge plus intense, et donne issue lorsqu'on vient à presser la glande avec les doigts à du pus plus ou moins séreux, plus ou moins mêlé à du mucus. Cette lésion de la glande ou plutôt de son conduit excréteur est presque constante dans la vulvite aiguë, et peut exister alors même, que n'apparaîtra pas d'abcès proprement dit de la glande.

Au niveau des sillons qui séparent les petites des grandes lèvres, surtout vers la partie supérieure, chez les femmes dont les soins de propreté sont insuffisants, on peut voir s'accumuler des amas de matière graisseuse, smegmatique adhérant à la peau, et exhalant une odeur repoussante. Cette odeur diffère de celle qui s'exhale de toute la vulve, atteinte de blennorrhagie aiguë et parfois se mêle à elle.

Le pus qui s'écoule en abondance de la surface vulvaire est un pus épais, crémeux ; d'abord muco-purulent, il ne tarde pas à s'épaissir, à prendre une coloration blanc jaunâtre, puis jaunâtre, enfin verdâtre. Il baigne toutes les parties malades, et s'écoule en dehors, venant former un véritable courant au niveau de la fourchette. Il s'accumule au niveau de toutes les dépressions, entre tous les replis et dans quelques cas, il peut former en arrière des petites lèvres une véritable collection, que l'on voit se vider lorsqu'on écarte les nymphes accolées.

Le pus forme des taches verdâtres sur le linge qu'il empèse et présente, suivant la plupart des auteurs, une réaction acide comme le mucus vaginal, par opposition au mucus utérin toujours alcalin. Cette réaction à laquelle on a attaché une grande importance pour le diagnostic de la vulvite, n'a certainement pas toute la valeur qu'on lui a accordée et il nous est arrivé, très souvent, de trouver ce pus neutre et dans quelques cas même alcalin.

Les parties voisines de la vulve sont constamment baignées par ce pus irritant et présentent à leur tour des lésions parfois assez étendues. Les petites lèvres s'œdématient et Cullerier y a noté un gonflement considérable par infiltration séreuse, avec apparence d'étranglement, à leur base, état qu'il compare au paraphimosis chez l'homme. Les grandes lèvres elles-mêmes peuvent participer à cet œdème, reconnaissable à l'empreinte du doigt que gardent les téguments. Dans quelques cas, on peut observer une lymphangite des grandes lèvres, se caractérisant, outre la tuméfaction, la rougeur des téguments, par des traînées linéaires d'un rouge sombre se dirigeant vers le ganglion interne du pli de l'aîne, qui peut devenir le siège d'une adénite suppurée.

Le pus en baignant constamment les sillons génito-cruraux, le périné, l'anus, la partie supérieure des cuisses y produit une dermite intense, eczémateuse, intertrigineuse, extrêmement douloureuse parfois, secrétante et recouverte de petites croûtes jaunâtres (Martineau). Dans d'autres cas, cette macération détermine simplement une pigmentation exagérée de la région, accompagnée d'un épaississement total de la peau qui devient parcheminée et présente à sa surface une série de petits plis entrecroisés.

Uréthrite aiguë. — Du côté de l'urèthre on trouve une rougeur vive très intense, en écartant les lèvres du méat, on peut, dans quelques cas, voir les orifices glandulaires de la paroi inférieure, laisser sourdre une gouttelette de pus. Dans quelques cas, cet urèthre sera tapissé de petites végétations, plus ou moins pédiculées, mais elles sont rares à cette période et c'est surtout dans la période chronique, dans la période prolongée de la blennorrhagie qu'on les rencontre.

Le pus que l'on fait sourdre de l'urèthre est abondant, il est jaune verdâtre, bien lié et sort facilement ; dans quelques cas à la fin de la pression uréthrale exercée pour obtenir le pus révélateur, on peut, par cette pression seule, faire sortir quelques gouttes de sang. — L'urèthre paraît augmenté de volume et plus résistant. — La pression de l'urèthre est douloureuse et les malades auront surtout une sensation pénible, lorsque le doigt en vient presser les parties profondes. — L'écoulement uréthral, verdâtre et abondant, la couleur rouge vif du canal de l'urèthre, tels sont les seuls symptômes de l'urèthrite aiguë, presque toujours accompagnée de la vulvite et de la vaginite.

Vaginite aiguë. — La vaginite aiguë est, pour certains auteurs, la caractéristique de la

blennorrhagie féminine. On a longtemps regardé
cette localisation comme la plus fréquente. On
tend de plus en plus à revenir de cette opinion.
Si elle présente les symptômes les plus remar-
quables, elle est loin d'être la manifestation la
plus rencontrée.

L'écoulement très abondant du pus vaginal est
le premier symptôme souvent qui attire l'attention
de la malade. Le pus, qui est, au début, blanc,
liquide, peu à peu s'épaissit, devient blanc jaunâtre, puis vert; tache le linge, qu'il empèse de plaques verdâtres, irrégulières, étendues, caractéristiques. C'était, avant l'invention du spéculum, un
des seuls procédés de diagnostic de la blennorrhagie et nous possédons une toile, datant du siècle
dernier, provenant de la collection de Ricord, dans
laquelle se trouve reproduite un examen de deux
prostituées par un médecin. — Les femmes se
tiennent debout devant lui, les jupes relevées,
pendant qu'attentivement, il regarde le devant de
la chemise des deux filles, afin d'y constater l'existence des taches caractéristiques. C'est encore un
bon moyen de diagnostic et qui permet de constater les traces d'un écoulement, que les prostituées
ont souvent su faire disparaître par une injection,
un lavage abondant et récent.

Le pus vaginal n'est pas le produit d'une sécrétion glandulaire, puisque la muqueuse vaginale ne
contient pas de glandes, mais le fait d'une
simple exsudation, d'une exfoliation de la couche
la plus superficielle de cette muqueuse. — Il est
formé d'une grande quantité de fluide (Robin) ou
de mucus proprement dit, presque sans viscosité,

tenant en suspension beaucoup de granulations moléculaires, des leucocytes et des épithéliums pavimenteux et nucléaires. Il est acide tandis que le mucus du col reste alcalin. On y trouve des leptothrix, le trichomonas vaginalis, enfin des gonocoques en abondance, infiltrant les cellules épithéliales et les globules de pus ; c'est un point capital important au point de vue du diagnostic ; car le micrococcus ne se rencontre nullement dans le liquide purulent de la vaginite inflammatoire simple ou traumatique.

Cet écoulement s'accompagne de douleurs vives pendant les mouvements, les malades ne peuvent marcher, ou si elles le peuvent faire, elles le font les jambes écartées, cherchant ainsi à éviter les froissements, les frottements des parties desquamées et douloureuses. — La vulve, le vagin exhalent une odeur fétide, nauséeuse, *sui generis*.

Si l'on peut examiner la cavité vaginale, on reconnaît qu'elle présente, suivant les malades, différents aspects. — La vaginite peut être totale ou partielle. Dans certains cas aigus, on trouvera de véritables plaques de vaginite, alors qu'en d'autres points, le vagin rempli de pus aura une surface d'une teinte légèrement plus rouge sinon normale.— Les points les plus fréquemment atteints et parfois seuls atteints, sont la partie supérieure de la paroi postérieure, le cul-de-sac postérieur, puis la paroi antérieure, enfin très rarement le cul-de-sac antérieur. — Ces diverses localisations peuvent trouver leur explication dans l'étiologie même de la vaginite. On a démontré, en effet, ou tout au moins on tend à démontrer bactériologiquement que le vagin

n'est jamais primitivement atteint de blennorrhagie. Il ne le serait que secondairement à l'utérus.
— Celui-ci serait le milieu de culture favorable,
grâce à la présence de ces glandes nombreuses, de
ces replis profonds, et verserait dans le vagin ses
produits purulents et infectieux. Ce déversement
de culture microbienne et purulente se ferait
dans un point toujours le même, anatomiquement
facile à deviner, le point où s'appuie le col utérin
dans le vagin, au niveau du tiers supérieur de la
paroi postérieure, au niveau du point où le col utérin vient faire un angle avec la paroi vaginale. —
C'est effectivement en cet endroit que la vaginite
localisée est le plus souvent rencontrée ; le cul-de-
sac postérieur, est atteint par propagation et aussi
peut-être par inoculation directe, le pénis allant
dans ce cul-de-sac déposer le liquide inoculateur.
— Le cul-de-sac antérieur, au contraire, reste le
plus souvent indemne, étant à l'abri des éjacu-
lations péniennes et se trouvant au-dessus de l'o-
rifice d'écoulement utérin. — Dans ce cul-de-sac
du reste, Eraud n'a pas trouvé de gonocoques,
dans les cas de métrite blennorrhagique isolée.

Le vagin va réagir différemment, suivant les malades, et on pourrait admettre, pour faciliter la
description, diverses variétés de vaginites. Je dois
faire remarquer seulement que ces diverses variétés sont en réalité artificielles ; elles ne sont que
des appellations, servant à désigner les aspects
différents, pris par la muqueuse vaginale sous l'action d'un seul virus, le virus blennorrhagique. Je
dois même ajouter que ces aspects ne sont nullement spécifiques, que tout autre irritant de la

muqueuse vaginale peut lui donner les mêmes aspects, et que les lésions qu'on y rencontre ne sont que des modes de réaction de la muqueuse.

On peut distinguer une *vaginite congestive, granuleuse ou proliférante, diphthéroïde ou croupale.*

Dans la *vaginite congestive* on trouve toute la muqueuse rouge vif, lisse, luisante. La surface est recouverte d'un pus adhérent, et jaunâtre ; dans le cul-de-sac, on trouve le pus accumulé et parfois retenu par la contraction du releveur de l'anus ; aussi, quand on introduit le doigt peut-on voir dans certains cas un véritable flot de pus jaillir sur le côté du doigt explorateur. — La douleur au toucher est généralement vive ; au niveau des plis transversaux du vagin, on constate, à la vue, des traînées purulentes plus ou moins adhérentes. Enfin dans la profondeur des culs-de-sac, moins lavés par l'écoulement incessant du pus vagino-utérin, on rencontrera parfois une sorte de matière caséeuse, fétide et très adhérente. — Elle est le résultat de la fonte des épithéliums à ce niveau, et lorsqu'on vient à enlever cette couche épaisse on trouve au-dessous d'elle la muqueuse rouge vif, lisse et luisante.

La *vaginite granuleuse ou proliférante*, au doigt donne une sensation particulière. Lorsqu'on arrive au niveau du 1/3 supérieur du vagin, parfois même avant, on trouve une série d'irrégularités, de saillies, de mamelons. — Le doigt a la sensation d'une surface râpeuse, irrégulière. — Cette sensation se perçoit surtout au niveau de la paroi postérieure, mais souvent aussi à la paroi antérieure. — Cette sensation toute particulière que je comparerais volontiers à celle obtenue en passant le doigt sur la langue d'un chat, est tout à fait spéciale, et quand on l'a sentie une fois, on ne peut l'oublier. — Le doigt parfois sort teinté de sang, dont quelques gouttes se mêlent au pus qui descend du vagin. — L'examen au spéculum, toujours difficile dans cette forme, et qu'il faut pratiquer avec les plus grands ménagements, donne l'aspect à la vue, qui a été bien décrit par Ricord et Deville. — Au lieu d'une simple rougeur la muqueuse vaginale présente dans des points isolés, parfois dans toute son étendue, des granulations plus ou moins volumineuses. — Elles ne sont nullement pédiculées, elles sont arrondies, hémisphériques, cessiles; appliquées sur toute la muqueuse, avec laquelle elles se continuent et en contact les unes avec les autres, elles forment une véritable couche recouvrant la muqueuse. — Elles sont rouges ou rouge violacé ; on les rencontre chez les filles de constitution lymphatique, scrofuleuses, jeunes encore ; chez les femmes enceintes, elles paraissent beaucoup plus confluentes et chez elles ne s'effacent qu'après l'accouchement. D'après M. Guérin, elles seraient plus fréquentes chez les femmes d'une trentaine d'années. D'après mes observations je ne saurais souscrire à cette opinion.

D'après Rollet, elles se produisent d'habitude sous l'influence d'un obstacle à la circulation du sang veineux (femmes enceintes). Martineau les considère comme une expression anatomique, comme une modalité clinique de l'inflammation de la muqueuse du vagin et non comme l'expression d'une lésion propre à une affection virulente, la blennorrhagie ou à un état physiologique, la grossesse ; aussi rejette-t-il la vaginite granuleuse du cadre nosologique. « Les granulations vaginales se rencontrent alors seulement que la malade est atteinte d'une maladie constitutionnelle ou diathésique, telle que la scrofule, l'uréthrite ou l'herpétis ; elles se manifestent alors surtout que la malade est scrofuleuse. Dans tous les cas de blennorrhagie, soumis à mon observation, les granulations vaginales ont toujours reconnu une telle origine. Aussi la vaginite granuleuse ne peut être considérée comme une lésion spécifique de la blennorrhagie vaginale. »

Ces granulations sont dues à une hypertrophie des papilles, leur siège est variable ; elles peuvent couvrir toute la surface de la muqueuse. Leur durée est très irrégulière. Parfois, elles disparaissent avec la période aiguë de la blennorrhagie ; parfois, au contraire, elles persistent indéfiniment et laissent la paroi vaginale épaissie et légèrement indurée, lors même que toute blennorhagie a disparu ; enfin, elles peuvent accompagner un état chronique.

La *forme diphtéroïde ou croupale* ne paraît pas avoir été décrite telle que j'ai pu l'observer ; elle doit être assez rare puisqu'elle a passé inaperçue et que je n'ai eu l'occasion de la voir que deux fois. Il s'agissait dans les deux cas, de jeunes filles l'une de 17, l'autre de 18 ans, toutes deux atteintes de blennorrhagie aiguë. C'est entre le dizième et le quinzième jour, que j'ai vu, sous mes yeux, se produire les lésions qui m'ont conduit à établir cette forme de la vaginite. Le vagin est rouge, tuméfié ; il présente en certains points (dans un de mes cas dans presque toute son étendue), un enduit couenneux, blanc-jaunâtre ; ces couennes, épaisses de 2 à 3 millimètres en certains endroits, plus minces en d'autres, adhèrent intimement à la paroi vaginale. Pour les détacher, il m'a fallu frotter énergiquement avec un pinceau de coton hydrophile ou mieux encore avec le pinceau molletonné qu'emploie de Crésantignes pour les fausses membranes diphtéritiques. Ces couennes se brisaient facilement ; elles étaient transparentes et gélatineuses après qu'on les avait détachées. Dès le lendemain, elles s'étaient reproduites au niveau des points où elles avaient été enlevées. Au-dessous d'elles, la muqueuse était mise à nu, saignante et granuleuse ; rouge vif. La plaie qui en résultait surmontée de lambeaux diphtéroïdes, avait absolument l'aspect, qu'on connaissait si bien autrefois, des plaies atteintes de pourriture d'hôpital.

A cet état de la muqueuse se joignaient tous les autres symptômes d'une vaginite intense, écoulement abondant de pus, odeur infecte, douleur vive pendant le toucher et pendant l'examen au spéculum.

Ces produits restèrent localisés au vagin, n'atteignirent jamais l'utérus et ne se montrèrent pas au niveau de la vulve. La durée fut assez longue, quinze jours à trois semaines ; chaque jour, malgré des pansements répétés attentifs, les fausses membranes se reproduisirent et prolongèrent la durée de l'affection. Dès qu'on s'en fut rendu maître, la vaginite suivit son cours ordinaire et, grâce à un traitement énergique, put être complètement guérie. Une des malades conserva une légère augmentation d'épaisseur de la paroi vaginale, l'autre ne présentait aucune trace de son affection guérie complètement.

Faut-il rapprocher cette forme de ce que Favre a décrit sous le nom de *vaginite exfoliante*, dans laquelle il décrit une desquamation étendue de la surface vaginale par de larges plaques épithéliales présentant parfois la forme d'un sac et donnant lieu à la chute de véritables lambeaux. Dans les faits que j'ai observés, rien de semblable ne se produisit et les fausses membranes n'avaient nullement l'aspect de lambeaux prêts à se détacher ; de plus, elles n'étaient pas continues et n'existaient que de loin en loin, et semblaient plutôt le résultat de productions nouvelles au niveau d'une muqueuse dénudée qu'une véritable desquamation. Il en est de même de ce que les auteurs étrangers décrivent sous le nom de vaginite croupale ou diphtéritique. Dans leurs descriptions, ainsi que le dit excellemment Pozzi, on peut reconnaître que l'on a affaire à une gangrène du vagin, différente de ce que je viens de décrire.

La durée de la vaginite en général est variable ; parmi les formes que nous avons distinguées, la vaginite granuleuse paraît la plus rebelle. Disons, cependant, que Boys de Loury et Costilhes ont évalué cette durée à 33 jours, quand l'inflammation est bornée au vagin et à 6 semaines, quand elle est compliquée d'uréthrite et de vulvite.

Le col utérin dans la blennorhagie aiguë. — La blennorrhagie aiguë donne rarement des symptômes profonds, elle se localise aux organes génitaux externes, à moins de complications qui présentent alors un caractère de gravité particulière. Le col utérin seul, dans sa partie vaginale, peut présenter des lésions contemporaines de la période aiguë.

On peut diviser ces lésions suivant leur siège en lésions extérieures et lésions intérieures. *Blennorrhagie utérine extérieure* et *blennorrhagie utérine intérieure.*

Dans la blennorrhagie utérine extérieure, c'est la muqueuse du col utérin, faisant suite à celle du vagin qui est atteinte. Elle participe des caractères anatomiques de la muqueuse vaginale et se différencie complètement de la muqueuse intra-utérine.

Aussi, ces lésions sont-elles analogues à celles que l'on rencontre dans le vagin. En contact permanent avec le pus qui vient de la cavité utérine, avec le pus qui a été déposé dans le vagin, la muqueuse extérieure du col utérin va réagir et participer à l'infection générale. Le col est au début congestionné, rouge vif, parfois rouge cerise, framboisé.

Sa surface est lisse, luisante et chez certaines filles jeunes, conservant sa forme conique, presque pointue, il présente un aspect qu'on peut comparer à celui du pénis chez le chien. Chez ces filles jeunes, il arrive souvent que la cavité utérine reste indemne. Il semblerait que l'accès en soit interdit au pus par l'étroitesse de l'orifice.

Chez les femmes qui ont eu des enfants, le col utérin béant est disposé pour l'inoculation ; aussi aux lésions extérieures du col se joignent des lésions de la muqueuse intra-utérine. Dans ce cas, le col prend un aspect spécial, une forme particulière qui est celle de la métrite chronique du col. Pendant la période aiguë, les lésions externes sont plus accentuées et disparaissent avec elle. La muqueuse est boursouflée, les lèvres du col gonflées et éversées. La rougeur est générale, et en certains points tout autour de l'orifice et, assez loin de lui dans quelques cas, se montre un semis de petites élevures, du volume d'un grain de millet, d'un petit pois parfois ; ce semis rend la surface du col irrégulière. Ce sont ces petites saillies que Becquerel appelait les granulations follicullaires. Les follicules augmentent et, à un moment donné, s'ouvrent, éclatent en quelque sorte. A la place de ces petites tumeurs, on trouve alors de petites ulcérations, de formes irrégulières, de petites dimensions, à bords sinueux, bordés d'un petit liseré rouge vif, à fond grisâtre, parfois d'un beau rouge cerise ; elles sont disséminées sur tout le col, mais semblent cependant plus nombreuses au pourtour de l'orifice lui-même. Dans quelques cas, ces petites ulcérations se joignent, se confondent et peuvent alors présenter une étendue un peu plus grande ; dans ces cas, cette ulcération, résultant de la coalescence de plusieurs d'entr'elles, est généralement polycyclique et analogue à certaines ulcérations provenant de la réunion de petites vésicules d'herpès. Elles ont peu de tendance à s'étendre, et dès que la période aiguë a disparu, que l'écoulement purulent intra vaginal a cessé, elles ne tardent pas à se cicatriser et la muqueuse reprend son aspect accoutumé.

Lorsqu'on procède à l'examen histologique de
cette lésion, comme l'a fait Ruge, on constate que
le chorion de la muqueuse vaginale est gonflé,
gorgé de cellules embryonnaires ; il rompt, par
suite de son accroissement rapide, le revêtement
épithélial qui, au centre de ces foyers, ne consiste
que dans la couche superficielle des cellules
plates, ou peut même manquer complètement. Il
en résulte que ce sont de vraies érosions ou ulcères
superficiels (Martineau).

La métrite intracervicale de cause blennorrhagi-
gique ne m'a pas paru présenter de période aiguë ;
on lui a cependant décrit un début brusque, avec
symptômes généraux « forte courbature ; les malades gardent le lit, dit Martineau. La fièvre est assez
vive, l'inappétence, l'anorexie surviennent. En
même temps, on constate les symptômes fonctionnels de la métrite aiguë non virulente ; car ils sont
les mêmes dans les deux cas. C'est ainsi que les
malades accusent une pesanteur, une lourdeur
dans le bas-ventre, puis une douleur vague, diffuse,
à l'hypogastre, s'irradiant à tout l'abdomen ou à
l'anus, parfois à la partie supérieure des mem-
bres inférieurs, la douleur lombaire est assez pro-
noncée ; elle fatigue les malades ». (Martineau.)

J'ai tenu à rapporter toute cette description,
n'ayant par moi-même jamais eu l'occasion d'observer semblable début ; suivant moi, l'endométrite cervicale blennorrhagique est d'ordinaire chronique d'emblée et s'établit sournoisement sans
réaction, sans que les malades mêmes se doutent
de l'affection dont elles sont atteintes, et qui,
peut-être, de toutes les localisations de la blen-

norrhagie, est la plus rebelle et la plus dangereuse aussi par ses conséquences.

Marche clinique de la blennorrhagie aiguë. — La marche de la blennorrhagie aiguë, quelle que soit ses localisations, est constante. Elle présente une durée plus ou moins longue suivant l'hygiène de la femme qui en est atteinte, les soins de propreté et aussi le traitement mis en usage. Lorsqu'elle reste superficielle, qu'elle ne s'accompagne d'aucune complication profonde, elle a une tendance naturelle à s'atténuer. Les phénomènes aigus, les douleurs s'apaisent, l'écoulement purulent diminue et, peu à peu, tout semble rentrer dans l'ordre. La muqueuse reprend son aspect normal, et au premier examen, rien ne semble modifié ; l'affection paraît complètement guérie. Mais c'est un aspect trompeur, et il ne faudrait pas d'un examen superficiel, conclure à la guérison, elle n'est qu'apparente. Très rares, sinon problématiques, sont les cas de guérison spontanée de la blennorrhagie chez la femme. La période aiguë seule disparaît, mais le pus blennorrhagique va se réfugier dans les culs-de-sac, dans les conduits glandulaires si abondamment répandus sur toute la surface génitale de la femme.

Pendant la période aiguë de la blennorrhagie, l'inflammation atteint toute la muqueuse, il se fait une véritable inflammation en surface, la muqueuse est tout entière atteinte. A l'infection blennorrhagique, se joignent les symptômes irritatifs, en quelque sorte vulgaires. La muqueuse, baignée par le pus, est atteinte de desquamation, il se fait de la congestion généralisée, les vaisseaux sont dilatés et les lymphatiques sont eux-mêmes atteints. Les ganglions souvent engorgés et douloureux le démontrent. Martineau a insisté avec raison sur cette lymphangite muqueuse et sous-muqueuse. Tous ces phénomènes contribuent à donner à la blennorrhagie aiguë son aspect caractéristique. Mais ces phénomènes une fois calmés, il ne reste plus rien en apparence, et la blennorrhagie a besoin d'être recherchée pour manifester sa présence. Elle se localise et prend alors une marche chronique, qu'il faut bien connaître. Ce sont ces localisations de la blennorrhagie chronique, latente, qui donnent à la blennorrhagie féminine ses dangers sur lesquels on n'a pas, jusqu'à ce jour, insisté comme ils le méritent.

Ces localisations bien isolées, de la blennorrhagie, établies sournoisement, ne donnant lieu à aucun symptôme, passent presque toujours inaperçues des malades, et très souvent, si l'on n'a pas présent à l'esprit le début aigu de l'affection, si on ne réunit pas chez une même malade plusieurs localisations de la blennorrhagie, pour éclairer le diagnostic, bien souvent on pourra s'égarer et attribuer à toute autre cause qu'au poison blennorrhagique l'affection que l'on a sous les yeux.

En effet, tous les points du conduit uréthro-vagino-utérin de la femme, peuvent devenir le siège de la blennorrhagie chronique, simultanément atteints, mais pouvant les uns ou les autres, isolés, rester le siège de la blennorrhagie chronique.

Les complications de la blennorrhagie aiguë participent de cette évolution. Aiguës à leur début, elles peuvent d'emblée prendre une marche chronique, mais le plus souvent elles font suite à la période aiguë et persistent chroniquement.

Pendant la période aiguë, ces complications peuvent apparaître soit localement, et être un résultat de la propagation des phénomènes virulents, soit à distance, et alors doivent être considérés comme le résultat de la généralisation de l'infection blennorrhagique ; ce sont des complications de la blennorrhagie communes à l'homme et à la femme.

Enfin, d'autres affections peuvent simultanément exister en même temps que la blennorrhagie, et mêler leurs symptômes à ceux qu'elle présente.

Lorsque l'uréthrite est très intense, on peut voir survenir des abcès de l'urèthre, de véritables uréthrocèles, formant des poches purulentes, se vidant plus ou moins facilement par le méat ; quelquefois ces abcès peuvent venir s'ouvrir à l'extérieur par effraction de la paroi uréthrale, et dans ce cas, on voit s'établir des fistules, soit au niveau de la vulve, soit du côté du vagin, c'est ainsi qu'on aura des fistules uréthro-vestibulaires (Lormand), uréthro-vaginales. L'uréthrite pourra ne pas rester limitée et s'étendre du côté de la vessie et on verra apparaître tous les symptômes de la cystite du col.

La vulvite pourra s'accompagner d'abcès de la glande vulvo-vaginale dont la terminaison variera suivant les cas, suivant le traitement. L'ouverture pourra se faire spontanément et dans des points différents ; on aura ainsi des fistules vulvo-vaginales, vulvo-anales, recto-vaginales, enfin les glandes, les follicules utérins peuvent donner lieu à une série de petits abcès qui, à leur tour, donneront des indications particulières.

L'inflammation vaginale ne sera dangereuse que par son acuité, mais n'amènera que rarement des complications à signaler. Il n'en sera pas de même de la métrite blennorrhagique. Pendant la période aiguë, on pourra, sous l'influence d'une irritation, parfois d'un traumatisme, d'excès vénérien, voir se propager l'infection à la cavité utérine, puis à l'endométrite succéder la salpingite, l'ovaro-salpingite et la pelvi-péritonite concomitante, telle que l'ont si bien décrite Bernutz et Goupil.

On conçoit combien toutes ces complications peuvent modifier le pronostic et l'aspect de la blennorrhagie aiguë. Mais elles prennent, en quelque sorte, chacune une individualité propre, et se prêtent mal à une description d'ensemble. Quelques-unes peuvent être isolées et rester seules, d'autres au contraire, se combiner, et deux, trois localisations peuvent évoluer simultanément, éclairant mutuellement le diagnostic.

De ces complications, on devrait plutôt dire de ces localisations blennorrhagiques, on doit rapprocher les généralisations infectieuses.

Des généralisations de la blennorrhagie aiguë. — La femme n'est, non plus que l'homme, à l'abri des généralisations. Comme chez l'homme, la blennorrhagie semble avoir une prédilection pour certains tissus. Ce n'est pas au hasard que se fait la généralisation. Ce sont toujours des organes de même structure, de même ordre qui sont le siège de ces manifestations. Le tissu séreux est, par excellence, le milieu de culture favorable pour ces auto-inoculations à distance. Que l'on examine en effet toutes les complications extra-génitales de la blennorrhagie, et on pourra reconnaître qu'elles occupent le même siège anatomique.

Ce sont les bourses séreuses, les synoviales, arthrites blennorrhagiques, synovites tendineuses, les séreuses viscérales, pleurésies, endocardites, etc., enfin la muqueuse conjonctivale dont la structure et les fonctions la rapprochent d'une séreuse.

Pendant longtemps on a attribué ces localisations éloignées à la métastase ; telle était l'opinion de Saint-Yves, de Scarpa, de Samson, de Vidal ; puis pendant la fameuse discussion à la Société des hôpitaux, ayant trait à la pathogénie de l'arthrite blennorrhagique, les opinions les plus diverses furent mises en avant. Les unes pensant attribuer ces complications au réveil d'une diathèse rhumatismale jusqu'à ce jour latente, et survenue sous l'influence occasionnelle de la blennorrhagie, d'autres admettant une sympathie entre la lésion uréthrale et le rhumatisme articulaire ; enfin d'autres ne voyaient là qu'une simple coïncidence entre l'existence indépendante d'une affection locale, la blennorrhagie et une crise aiguë ou subaiguë de rhumatisme. Les deux affections évolueraient simultanément mais indépendamment l'une de l'autre. Actuellement il n'est plus permis de discu-

er toutes ces opinions que l'on doit seulement
signaler pour mémoire, et ne connaître que parce
qu'elles font partie de l'histoire de la blennorrhagie.

Le rhumatisme est bien réellement blennorrhagique et n'est autre qu'une des manifestations de
la généralisation de l'infection blennorrhagique.
Il en sera de même des ophtalmies, des éruptions
cutanées sur lesquelles ont si justement insisté
R. Mesnet et P. de Molènes.

Ces blennorrhagies généralisées peuvent modifier la marche et le pronostic de l'affection, elles
doivent entrer en ligne de compte, lorsque l'on
veut établir le degré de gravité et l'avenir de la
blennorrhagie féminine.

Infections mixtes. — D'autres complications, véritables complications surajoutées en
quelque sorte viennent encore assombrir le pronostic de la blennorrhagie aiguë et peuvent amener des lésions qui, par leur durée et parfois leur
gravité, donnent à l'affection un aspect tout particulier et un pronostic incertain.

Lorsque la blennorrhagie est à l'état aigu, que
les organes génitaux sont transformés en quelque
sorte dans tout leur ensemble par le fait même de
la desquamation épithéliale, en une vaste surface
suppurante, il est de notion vulgaire d'admettre
que cette suppuration ne restera pas purement
gonococcienne ; à l'état normal existe dans le mucus vaginal, dans les sécrétions vulvaires, la multitude des microorganismes que l'on est accoutumé de rencontrer dans les milieux liquides, bai-

gnant les cavités naturelles, ouvertes à l'air extérieur. Il est donc à penser que, sous l'influence de la blennorrhagie, ces microorganismes, dans le pus qu'elle provoque, vont trouver un milieu de culture favorable et ajouter leurs effets aux siens ; de là la possibilité d'infections mixtes ; de là des lymphangites, des abcès lymphangitiques, des adénites suppurées, des phlegmons peri-vaginaux, etc., et toutes les conséquences qui peuvent en résulter.

La suppuration prolongée, la macération en quelque sorte de la peau au voisinage du foyer blennorrhagique, déterminera sur le système cutané une irritation vitale particulière, et on verra se produire des lésions de voisinage parfois fort douloureuses et dans certains cas très-tenaces. L'intertrigo, la folliculite périnéale, enfin des végétations en nombre plus ou moins considérable, d'un volume variable pourront apparaître non-seulement au niveau de la vulve, du vagin, mais encore sur toute la région périnéale voisine, au niveau de l'anus, dans les plis génito-cruraux.

Toutes ces complications sont sous la dépendance même de la blennorrhagie, qui est, en quelque sorte, l'agent provocateur ; sans elle, elles n'existeraient pas. Mais il est une classe d'affection qui peut simultanément se montrer avec la blennorrhagie et bien souvent l'accompagner. Toutes les affections vénériennes peuvent venir compliquer la blennorrhagie ou être compliquées par elle. C'est ainsi que rien n'est plus fréquent que de voir des chancres mous évoluer concurremment avec la chaudepisse ; la syphilis secondaire vulvaire, être contemporaine de la blennorrhagie. Enfin certaines ulcérations simples, traumatiques se montrent en même temps que l'écoulement spécifique.

Ces mélanges pathologiques peuvent entre eux influer les uns sur les autres, et leur réunion prendre un aspect tout spécial. Il faut connaître ces modifications apportées à une affection par la présence de l'autre et les reconnaître. Dans certains cas, le diagnostic peut devenir difficile par suite des caractères anormaux que prennent les diverses affections combinées ou modifiées par leur coexistence.

Traitement de la blennorrhagie aiguë

— Le traitement de la blennorrhagie aiguë de la femme, dans la plupart des cas, n'aura d'autre objectif que de calmer les phénomènes aigus et de localiser en quelque sorte la blennorrhagie, de façon à pouvoir agir plus efficacement contre l'infection blennorrhagique elle-même.

La période aiguë de la blennorrhagie chez la femme est caractérisée par la généralisation génitale des lésions et par l'infection pyogène locale surajoutée.

La première indication à remplir est de transformer ce milieu septique. Il faut poursuivre et atteindre les éléments d'infection et de réinoculation dans tous les points où ils peuvent se produire, et par suite faire disparaître les replis, les cavités, les adossements de muqueuse qui favorisent les proliférations microorganiques en permettant l'accumulation du pus et des sécrétions.

On a conseillé les émollients autrefois et aujourd'hui, on voit encore, dans certains livres, prescrire le cataplasme au niveau de la vulve, le cataplasme intra-vaginal, l'eau de guimauve, l'eau de graines de lin, etc. Il est certain que la méthode émolliente peut donner de bons résultats, mais ils sont incomplets et exposent la malade à des dangers, par ce fait même qu'elle ne les lui fait pas éviter.

Il ne faut plus actuellement douter de la nature infectieuse de la blennorrhagie, c'est donc à l'antisepsie, dans son acception la plus large, qu'il faut demander le remède contre la blennorrhagie féminine.

Pendant la période suraiguë du début, les antiseptiques puissants ne pourraient être employés. Il y a du côté de la muqueuse génitale une irritation locale trop vive, trop intense ; des applications antiseptiques pourraient être douloureuses, pénibles et souvent impossibles. Il faut, dans ces cas, se contenter de la balnéation prolongée, de lavages extérieurs avec de l'eau tiède, d'injections chaudes prolongées, d'irrigation continue avec de l'eau bouillie tiède.

Les bains généraux devront être d'une durée de une ou deux heures, d'une température moyenne ; la malade devra rester dans le bain, les cuisses modérément écartées de façon à ce que la muqueuse génitale soit en contact avec le liquide du bain. La canule grillagée n'est le plus souvent pas applicable pendant cette période aiguë de la blennorrhagie, son introduction est malheureusement rendue impossible par le vaginisme et la douleur que cause l'entrée dans le vagin de tout corps étranger.

Dès qu'on pourra introduire une canule dans le

vagin, quelque petite qu'elle soit, il faudra aux bains ajouter des lavages fréquents du vagin et de la vulve. Pour ces lavages, on a essayé et prôné toute la série des liquides antiseptiques que, dans ces dernières années, on a prodigués. C'est ainsi qu'on a successivement vanté les solutions de créoline, de permanganate de potasse, d'acide phénique, de coaltar, d'acide borique, d'alun, de tannin, de lysol, de crésol, de résorcine, de chloral, etc. Toutes ces injections peuvent donner et ont donné de bons résultats. Elles ont agi non-seulement par elles-mêmes mais aussi par le lavage qu'elles produisaient.

C'est à la fréquence et à l'abondance des lavages vulvo-vaginaux que j'attribue la meilleure part aux bons résultats obtenus dans la blennorrhagie aiguë; des lavages à l'eau simple, chaude et bouillie, s'ils sont répétés quatre ou cinq fois par jour et faits avec soin, pendant une demi-heure chaque fois, peuvent suffire à amener une sédation très rapide des accidents aigus de la blennorrhagie.

Mais cette thérapeutique est malheureusement d'une application difficile et toutes les malades ne peuvent passer deux heures par jour à se soigner; d'autre part il leur est très difficile de se panser ainsi qu'elles devraient le faire, après chaque lavage, et on est forcé de trouver un procédé plus pratique. Dans la plupart des cas j'ai recours, et cela avec un succès constant, à la solution du sublimé.

C'est certainement l'agent antiseptique le plus puissant que l'on ait encore trouvé et dans

le cas particulier, il rend les plus grands services.
On a cherché à démontrer que la solution de
sublimé, telle que je l'emploie, 1/1000 pouvait être
nuisible, déterminer de l'érythème, du prurit,
de l'intertrigo, de l'œdème, des cuissons péni
bles, etc., cela est possible, et je ne veux pas
mettre en doute les auteurs qui l'ont affirmé.
mais je puis assurer, que je n'ai jamais vu sem
blable accident. et depuis deux ans chaque matin,
toute malade de mon service prend une douche
vaginale plus ou moins prolongée de solution de
sublimé à 1/1000, qu'elle soit ou non atteinte
d'une lésion génitale; or jamais, je le répète, je
n'ai vu d'accident, que dis-je, d'inconvénient.
Peut-être, et il faut insister à cet égard, pourrait-
on trouver la cause des mécomptes que l'on a
éprouvés avec le sublimé, dans le mode de prépa-
ration de la solution; il m'est arrivé en ville, à
plusieurs reprises, alors que mon attention n'était
pas attirée sur ce point de constater de l'érythème, à la suite de lavages vulvaires ou d'injections vaginales avec cette solution ; mais c'est
qu'alors, et je m'en suis assuré, la solution
n'était pas une solution aqueuse, mais bien une
solution alcoolique de sublimé. J'avais à mon insu
employé la liqueur de Van Swieten et non la
solution de sublimé. Je suis persuadé, et mon
expérience personnelle, déjà grande à cet égard,
me confirme dans cette opinion, que les incidents
qui ont été attribués au sublimé, devaient être dus
à l'addition de l'alcool dans la solution. Doit-on
craindre l'intoxication en employant la solution à
1/1000? Jamais je n'en ai vu de symptômes, et

cependant j'ai fait et je fais journellement des lavages même intra-utérins après le curettage, des injections *vaginales* après l'accouchement avec la solution au millième. Je dirai cependant, que par excès de prudence, je conseillerai dans les cas de vaginites aiguës, à larges surfaces érodées, desquamées, à vaginisme encore notable, de préférer la solution plus faible 1/2000.

Je crois qu'on se mettra ainsi à l'abri d'un accident que je veux signaler de suite et qu'il sera cependant facile d'éviter. Je veux parler de la rétention du liquide injecté dans le vagin. Il arrive souvent de retrouver après une injection faite avec la canule de verre, sans avoir eu soin d'introduire le doigt en même temps que la canule, un demi litre de la solution, maintenu dans le vagin par l'anneau vulvaire. On comprend sans peine qu'une telle quantité de liquide contenant 0.50 centigr. de sublimé pourrait, si elle n'était évacuée, amener de graves phénomènes d'intoxication. Il n'en faudrait pas accuser le sublimé, mais bien, le chirurgien qui n'aura pas pris la précaution de constater, que tout le liquide injecté n'a pas été complétement évacué. Il faut aussi prévenir les malades auxquelles on confie le soin de se donner à elles-mêmes des injections de sublimé, d'avoir grand soin, surtout si elles sont dans le décubitus dorsal, d'appuyer, avec le doigt introduit dans le vagin, sur la fourchette, de manière à permettre au liquide captif de s'échapper au dehors. M. Pozzi recommande les plus grandes précautions dans l'administration des injections de sublimé aux femmes enceintes, vu la facilité de l'absorption hydrargyrique. Je m'explique mal cette plus grande facilité d'absorption pendant la grossesse ; l'épithélium vaginal est tout aussi résistant que pendant l'état normal et je ne vois pas, si l'on a soin de prendre la précaution que je viens d'indiquer, quel danger il y a à redouter. En tout cas, c'est un danger bien faible eu égard à l'intérêt considérable qu'il y a à préparer une voie aseptique au fœtus qui doit passer et à stériliser un conduit qui pourrait, pendant la puerpuéralité devenir une source d'infection pour la mère, atteinte de blennorrhagie utérine ou vagino-utérine, chronique ou aiguë.

On a préconisé dans certains cas de blennorrhagie aiguë (Fritsch) les injections au 100° de chlorure de zinc. Je crois qu'on pourra les employer avec avantage. J'en dirai autant des solutions dont j'ai donné l'énumération plus haut. Il faudra seulement faire en sorte qu'elles ne soient pas trop concentrées. Je me contenterai de donner quelques exemples des solutions que l'on peut employer si l'on ne veut, par exemple, pas confier aux malades elles-mêmes des doses de sublimé aussi considérables que celles qui sont nécessaires, pour chaque jour faire les deux lavages que je prescris et que le chirurgien peut, dans quelques cas, difficilement faire lui-même.

On pourra recommander des injections contenant pour 1000 gr. d'eau : 0.50 centigr. à 1 gr. d'acide picrique ; 10 gr. de sulfocarbol. ; 15 gr. d'acide phénique ; 20 gr. de résorcine ; 10 gr. de sulfate de cuivre ; 10 gr. d'hydrate de choral ; 30 gr. d'acide borique, etc. Toutes ces injections, pourvu qu'elles soient faites soigneusement, donneront de bons résultats.

Pour les faire soigneusement, elles devront être faites de manière à ce que, tous les plis et replis vaginaux et vulvaires soient soigneusement lavés et débarrassés de tout le pus, qui a toujours de la tendance à adhérer à la muqueuse et à séjourner dans les dépressions. Il faut avec le doigt, conduisant la *canule en verre*, frotter soigneusement tous les points accessibles de façon à déplisser le vagin et à rincer énergiquement les culs de sac. L'injecteur dont on se servira parmi tous ceux que l'on a inventés, sera le plus simple. Un simple bocal de verre renversé, avec un tube de caoutchouc terminé par une canule en verre, sera l'injecteur idéal; tous ceux que l'on a cherché à perfectionner, à munir de robinets, de clapets, de soupapes, ne valent pas cette simplicité instrumentale qui permet de constater la moindre impureté et d'y remédier par le lavage à l'eau bouillante avec la plus grande facilité.

Aux injections, aux lavages plutôt, doivent s'ajouter les modificateurs de la muqueuse: les pansements. Ceux-ci doivent être permanents, dans l'intervalle des lavages. Ils doivent remplir une double indication ; ils doivent maintenir éloignées les unes des autres les surfaces muqueuses atteintes, ils doivent mettre en contact avec ces mêmes surfaces des produits agissant contre l'infection locale.

Les pansements seront vaginaux et vulvaires. Le tampon vaginal et le tampon vulvaire rempliront toutes les indications.

Pour mettre le tampon vaginal, il faudra se servir du spéculum. C'est dire que la malade ne peut l'appliquer elle-même. Il devra être disposé de façon à remplir le cul-de-sac antérieur aussi bien que le cul-de-sac postérieur, à isoler, en quelque sorte, le col utérin, à le mettre dans l'impossibilité d'inoculer le vagin par les sécrétions qui s'écoulent de son orifice et aussi d'être inoculé par le pus vaginal, s'il n'est pas encore atteint. Le tampon devra tenir éloignées l'une de l'autre les deux parois du vagin ; enfin être assez volumineux pour déplisser toute la muqueuse et empêcher, par suite, tout adossement des parties malades. C'est seulement dans ces conditions, qu'il rendra service et tout le service qu'on doit en attendre.

Dans ces dernières années, on a tenté de fabriquer des tampons revêtus d'une enveloppe solidifiée, destinée à fondre après leur introduction dans le vagin ; je ne sais s'ils ont donné tous les résultats que leurs inventeurs en attendaient, mais suivant moi, s'ils permettent à la malade elle-même d'appliquer un médicament incorporé au tampon, ils ne remplissent pas l'indication principale qui est d'isoler la paroi vaginale, ce que l'on ne peut obtenir, je le répète, qu'en appliquant le tampon ou plutôt les tampons aux points même qu'ils doivent occuper dans le vagin.

Pour la vulve, le procédé sera un peu différent : il suffira de tailler des bandelettes, des lanières de gaze ou de former de petits cylindres de coton que l'on intercalera entre les différents replis qui constituent la vulve ; ils seront maintenus en place par une plaque d'ouate recouverte d'un bandage en T et la malade ainsi garnie pourra se lever et marcher sans crainte des douleurs qui accompagnent si fréquemment le moindre frottement à cette période aiguë de la blennorrhagie.

L'application de tampons ne pourra, cela va sans dire, être commencée que lorsque l'introduction du spéculum sera supportée par la malade; jusque-là nous l'avons vu, il faut se contenter des lavages répétés. Dès qu'on peut introduire la canule, il sera possible, avec une pince d'introduire dans le vagin, après le lavage, de longs cylindres de coton ou des mèches de gaze recouvertes d'une pommade qui facilite leur pénétration.

Les tampons pourront être secs, couverts de poudre, imbibés d'un liquide ou enduits de pommade.

Lorsque la blennorrhagie est encore très aiguë on se trouvera bien des tampons enduits de pommade. Les tampons dans ce cas, seront formés de coton hydrophile, soigneusement stérilisé, sur lesquels on étendra une couche de la pommade que l'on veut laisser en contact permanent avec les parois vaginales. La pommade qui m'a dans ce cas, donné les meilleurs résultats a toujours été, une pommade avec 10 gr. d'iodoforme pour 30 gr. de vaseline. Cependant beaucoup d'autres ont été employées, avec des succès variables, presque toujours satisfaisants. C'est ainsi qu'on a employé le salol, qui cependant me paraît dans certains cas légèrement irritant, l'iodol, l'aristol, le sous-nitrate de bismuth, le napthol, l'acide borique, etc. La dose de médicament actif peut varier suivant les cas, néanmoins on peut dire que généralement ces pommades sont faites avec de 5 à 10 gr. pour 30 gr. d'excipient, lequel est dans tous les cas de la vaseline stérilisée.

Les soins à donner aux tampons vulvaires sont les mêmes que ceux employés pour le vagin, faut cependant recommander à la malade de faire après chaque miction, des lavages de la vulve et de refaire ensuite un nouveau pansement tel qu'il existait auparavant.

Depuis un an, à peu près, M. Richard d'Aulnay, mon interne, a expérimenté le bleu de méthylène sur la vaginite aiguë. Son action paraît véritablement efficace. Pour en obtenir tout l'effet désirable, voici comment on devra procéder.

Après avoir nettoyé d'abord le vagin avec l'ouate hydrophile trempée dans la solution de sublimé à 1/1000, et malgré l'existence de lésions sur le col et dans les culs-de-sac, on fait un pansement dans le cul-de-sac postérieur avec un ou plusieurs tampons d'ouate hydrophile imbibés d'une solution de bleu de méthylène à 1/10 à laquelle on ajoute 1 centigr. de potasse. Des tampons secs obturent 'orifice du vagin et barrent ainsi toute voie d'écoulement au bleu de méthylène. Le pansement laissé en place deux jours, est remplacé par des tampons enduits de glycérine, renouvelés eux-mêmes, au bout de 48 heures, par de simples tampons saupoudrés d'iodoforme.

La guérison de la vaginite dans la plupart des cas, sinon dans tous, est ainsi obtenue du quatrième au sixième jour.

Un produit m'a donné aussi dans certains états

aigus d'excellents résultats et j'ai pu en retirer, surtout dans les cas suraigus des avantages marqués ; je veux parler de la glycérine dont Chéron a voulu mettre à profit la puissance exosmotique pour déterger les tissus atteints d'une congestion aiguë ou chroniquement enflammés. Est-ce ainsi qu'elle agit, est-ce tout simplement par suite de son adhérence aux parties sur lesquelles elle s'applique, toujours est-il qu'elle paraît être un agent précieux. Je conseille de l'employer, mélangée à de la poudre d'iodoforme, et d'en imbiber le tampon qui est introduit dans le vagin. ainsi qu'il a été dit. On voit, grâce à elle, la rougeur vaginale diminuer rapidement et, en quelques jours, les symptômes les plus aigus de la vaginite disparaître presque complètement.

Je ne dirai que peu de mots des poudres que l'on a introduites par une insufflation ou au moyen des instruments les plus divers dans l'intérieur du vagin. Grâce à ces instruments on espérait permettre aux femmes de se panser elles-mêmes, je ne puis considérer cette espérance que comme une illusion. La femme ne peut se panser elle-même et ce n'est pas la poudre dont elle inondera son vagin qui suffira, par sa présence, pour désinfecter la cavité anfractueuse où on la précipite. Il faut lui adjoindre le tampon, qu'elle ne peut mettre elle-même, comme il doit être mis. Ceci dit, j'admets très bien l'emploi des poudres modificatrices, sous conditions formelles, je le répète, qu'on leur adjoigne le tampon, si on veut en obtenir tous les résultats qu'on est en droit d'en exiger.

La poudre sera projetée dans le vagin après l'application du spéculum, soit au moyen d'un insufflateur, soit tout simplement encore avec une petite spatule creuse qui permettra de la répandre sur toute la paroi du vagin. Cette application aura été précédée d'un lavage soigneux de tout le vagin ; les parois en auront été séchées avec un tampon de coton imbibé d'une solution de sublimé 1/1000 et fortement exprimé ; on introduira ensuite pour maintenir la poudre et aussi isoler les parois, un tampon de coton sec et stérilisé.

Les poudres employées ont été variées à l'infini ; les auteurs se sont ingéniés à les mélanger les unes avec les autres, de sorte que leur nombre s'est constamment multiplié. Les principales sont la poudre d'iodoforme, de salol, de bismuth, d'alun, de tannin, etc.

Le traitement simple et rationnel de la blennorrhagie aiguë me paraît se résumer assez facilement par ce précepte : *laver et désinfecter les parties atteintes.*

Cependant certaines formes aiguës de la blennorrhagie peuvent fournir quelques indications particulières. C'est ainsi que dans la forme diphtéroïde, je me suis trouvé bien des cautérisations avec la solution de nitrate d'argent (1 gr. pour 30 gr.) Les complications qui peuvent survenir entraîneront des indications variant avec ces complications.

Le traitement dit balsamique a été appliqué à la blennorrhagie féminine, en particulier à l'uréthrite aiguë : par analogie avec ce qu'il donne chez l'homme, on s'attendait à lui voir produire les mêmes merveilleux résultats chez la femme. Il n'en a rien été; le cubèbe, le copahu, le santal n'ont absolument aucune action sur la blennorrhagie féminine. Faut-il comme certains auteurs, voir là une conséquence de la brièveté du canal qui n'est pas assez longtemps en contact avec l'urine balsamique, passant sur ces parois, pour en être modifié; faut-il voir tout simplement une action élective de ces médicaments sur la muqueuse uréthrale et nulle sur la muqueuse vulvo-vaginale : or on sait que c'est cette dernière qui est surtout le siège de la blennorrhagie chez la femme, alors que l'urèthre n'est que secondairement et le plus souvent chroniquement atteint.

Quoiqu'il en soit, on a coutume de donner à la femme des balsamiques, nous ne pensons pas que cela puisse avoir d'inconvénients.

J'ai essayé chez toutes mes malades l'effet du salol pris à l'intérieur, à la dose de 2 gr. par jour, et cela pendant un temps assez prolongé, je n'en ai obtenu aucune modification avantageuse de l'écoulement. Je conseille cependant de le donner dans tous les cas d'uréthrite, il a cet avantage de rendre l'urine aseptique et par suite, met à l'abri des inoculations qui pourraient résulter d'une urine septique, sur la vulve, sur l'urèthre lui-même.

M. Richard a essayé à toutes les périodes de l'uréthrite, le bleu de méthylène à l'intérieur sous forme de cachets et à la dose de 0.50 cent. à 1 gr. par jour sans qu'aucune des malades soumises à ce traitement, se plaignent de douleurs vésicales ni de rétention d'urine, comme l'avait fait douter Guttmann. La seule critique que nous pourrions faire à cet agent thérapeutique c'est que parfois il ne se laisse point supporter par les malades qui le vomissent environ 10 minutes après l'ingestion. Les taches bleutées que l'on peut rencontrer sur le linge ne sont pas de nature à inquiéter le praticien, car elles disparaissent complètement avec le lavage.

Les résultats obtenus avec le bleu dans l'uréthrite aiguë ont été très satisfaisants : en 8 et 10 jours l'écoulement est tari et ne reparaît plus. Néanmoins le traitement est continué une huitaine de jours pour prévenir toute rechute.

Dans l'uréthrite chronique, nous avons associé la méthode externe à la méthode interne. Nous avons fait chaque jour, d'abord une injection uréthrale de 6 centigr. cubes d'une solution de bleu de méthylène au 1/10 laissé cinq à six minutes en rapport avec la muqueuse ; puis nous avons préféré à ce moyen un peu lent, l'introduction dans l'urèthre d'une mèche de ouate, trempée de la solution de bleu au 1/5 et laissée en place jusqu'à la miction la plus rapprochée. Grâce à ce traitement, suivant les différentes périodes dans la blennorrhagie que l'on a à traiter, la guérison complète varie entre quinze jours, trois semaines et un mois.

Le traitement général ne sera pas négligé. Peut être sera-t-il préférable de mettre les malades à l'abri de toutes les excitations d'un régime trop azoté ; sera-t-il bon, comme pour l'homme, de recommander la suppression de tous les aliments fortement épicés, de diminuer les boissons alcooliques ou fermentées, le vin. la bière, l'eau-de-vie, d'interdire les poissons et les crustacés, les moules, les huîtres, etc., de recommander surtout le laitage, excellent diurétique et aliment parfait.

Vulvite des petites filles. — Pendant de longues années, on a écarté systématiquement du cadre de la blennorrhagie féminine la vulvite des petites filles. On la considérait comme une inflammation banale, vulgaire et rien n'autorisait à la considérer comme blennorrhagique. Ce sont les recherches modernes qui l'ont fait rentrer à la place qu'elle mérite d'occuper dans l'histoire de la blennorrhagie.

Je dois cependant ajouter que chez la petite fille, de même que chez la femme, la vulvite n'est pas toujours blennorrhagique. Elle peut être virulente simplement et nullement spécifique, et nous retrouvons ici la même distinction que j'ai cherché à établir lorsque j'ai traité de la nature de la blennorrhagie féminine.

De cette distinction même, découle une double étiologie. Celle de la vulvite simple sera banale, ce sera le traumatisme dans le plus grand nombre des cas, traumatisme pouvant revêtir les formes les plus diverses, la masturbation, les frottements accidentels, le viol, les attentats à la pudeur, puis des affections spéciales à l'enfance, les oxyures, la rougeole, etc. Celle de la vulvite blennorrhagique sera au contraire toujours identique dans son action, c'est *la contagion*.

Comby (Soc. méd. des hôp. 1891), qui a relevé 151 cas de vulvite chez l'enfant, a fait remarquer la rareté de son apparition avant l'âge de 2 ans (21 sur 151) et explique cette rareté par ce fait que jusqu'à l'âge de deux ans, l'enfant couche seule dans son berceau, tandis que plus tard, elle partage le lit de sa mère ou de ses sœurs, et est exposée à contracter l'affection dont elles peuvent être atteintes. J. Ollivier (Acad. méd., 1888) a signalé la contagion par des éponges, des linges mis en commun, enfin j'ai déjà cité le fait de Suchard où une véritable épidémie était résultée de l'usage d'une piscine commune. — Je n'ai besoin que de rappeler la possibilité d'un viol, d'un attentat à la pudeur possible, par un individu atteint de blennorrhagie (Ollivier, *Médecine moderne*, 1891).

La nature de la vulvite a été démontrée par l'existence même du gonocoque dans le pus. Les travaux de Widmarck, de Cséri, d'Israël, de Spaëth, d'Epstein ne paraissent laisser aucun doute à cet égard. Je dois cependant rappeler que certains auteurs, Eraud, Vibert et Bordos ont nié la spécificité du gonocoque et ont démontré qu'il existe à l'état normal dans les liquides qui baignent la vulve.

Certaines complications rares il est vrai, viennent plaider en faveur de la spécificité ; ce sont des complications éminemment blennorrhagiques et qu'on est accoutumé de rencontrer dans les infections gonococciques ; je veux parler des ophtalmies purulentes observées soit chez la malade elle-même soit transmise par elle à un autre sujet (Morax *Progr. méd.*, oct. 92.), du rhumatisme blennorrhagique (Olliver, Chaumier, Koplick, Béclère) enfin de la péritonite généralisée (Sœger, Welander).

La vulvite peut revêtir deux formes, une *forme aiguë* et une *forme chronique*.

La première se caractérise par de la rougeur et de l'écoulement vulvaire, accompagnée de démangeaisons plus ou moins vives, d'érythème parfois intense; dans quelque cas, à la vulvite se joint un peu d'uréthrite, et moins rarement de la vaginite. — Elle guérit assez rapidement en 5 ou 6 semaines.

La seconde est une suite de la première. L'écoulement y est plus abondant. La rougeur est moins vive, mais on peut trouver sur les lèvres de véritables croûtes, formées par le pus séché et concrété. La vaginite est la règle dans cette forme. La marche est irrégulière, tantôt continue, tantôt au contraire, présentant des arrêts irréguliers, puis des recrudescences subaiguës. La durée peut être presque indéfinie et Comby cite un fait qu'il dut soigner pendant plus de deux ans.

Le diagnostic de la vulvite est en général facile; il sera plus difficile de reconnaître si l'on a affaire à la vulvite simple ou à la vulvite blennorrhagique. L'examen microscopique pourra seul donner une indication.

Le pronostic n'est grave, en réalité, que par les complications qui peuvent survenir, mais elles sont tellement rares, qu'on pourrait presque n'en tenir aucun compte pour le pronostic en général, et dire qu'il est bénin. La vulvite chronique n'a non plus d'autre gravité que sa durée et sa résistance au traitement.

La vulvite des enfants prête aux mêmes considérations que toutes les localisations blennorrhagiques. Je me contenterai ici de les énumérer.

On devra par prophylaxie tenir l'enfant à l'abri de tout contact avec la mère atteinte de blennorrhagie, éloigner d'elle toutes les causes de contagion.

Pour le traitement, les bains répétés, les lavages fréquents avec les solutions chaudes de sublimé ou d'acide borique, l'isolement des lèvres avec des petits cylindres d'ouate, les attouchements avec le nitrate d'argent ou le chlorure de zinc faible, pourront rendre les plus grands services. Le traitement est le même que celui de la vulvo-vaginite blennorrhagique des adultes, — et le répéter ici en détail serait faire double emploi.

II

BLENNORRHAGIE CHRONIQUE. — ÉTUDE GÉNÉRALE

La blennorrhagie chronique peut être en quelque sorte *chronique d'emblée* ou, au contraire, être un des modes de terminaison, je devrais dire le mode de terminaison le plus fréquent de la blennorrhagie aiguë. Dans l'un et l'autre cas, elle peut siéger en tous les points du canal uréthral ou génital, elle peut se localiser en un de ses points, elle peut enfin s'établir en plusieurs d'entre eux, tout en en respectant certains autres. Elle a une marche essentiellement chronique, avec peu de tendance à la guérison spontanée, pouvant, sous l'influence d'une cause adjuvante, subir de véritables poussées aiguës ou plutôt subaiguës qui ramènent l'attention du côté de lésions que, depuis longtemps, on regardait comme à tout jamais disparues. Elle n'est nullement douloureuse, n'entraîne, la plupart du temps, aucun trouble fonctionnel, et est invisible à l'œil de la femme la plus scrupuleusement attentive ; elle peut rester indéfiniment latente, être comme si elle n'était pas, et si, par hasard, elle se manifeste par une blennorrhagie transmise à un homme ayant eu quelque rapport avec la femme qui en est atteinte, on peut voir les parties en cause, surprises sincèrement, de part et d'autre ; dans certains cas même, le médecin, non habitué à ces affections sournoises et difficilement reconnaissables, peut être entraîné à donner un bill d'intégrité à la coupable, et une explication à la victime sur la possibilité d'attraper la chaudepisse avec une femme qui ne l'a pas.

La blennorrhagie féminine chronique peut être chronique d'emblée, elle est souvent alors le résultat de l'inoculation d'une blennorrhagie masculine chronique elle-même, depuis longtemps délaissée, oubliée : l'inoculation s'est faite insidieusement, et sans qu'il y ait eu de manifestations extérieures.

Ces blennorrhagies latentes peuvent pendant très longtemps rester telles, elles peuvent ne jamais se révéler ; les conjoints, tous deux blennorrhagiques chroniques, peuvent cohabiter sans que jamais, plus chez l'un que chez l'autre, on ne voie survenir de symptômes révélateurs : quelquefois chez l'homme, pourra se réveiller une légère suppuration, qui durera un jour, deux jours, donnera quelques gouttes de pus, puis disparaîtra sans que rien soit venu troubler la quiétude du malade qui attribuera cette chaudepisse à une imprudence pendant que sa femme avait ses règles, ou à une exagération dans l'accomplissement de ses devoirs conjugaux.

Pour la femme, il n'en sera pas toujours ainsi, et toute femme atteinte de blennorrhagie latente, de blennorrhagie chronique, est une femme exposée à tous les dangers d'une métrite chronique, rebelle, envahissante ; d'un moment à l'autre, elle peut voir éclater tous les symptômes formidables de la salpingite, de l'ovarite, de la pelvi-péritonite, soit aigus, soit chroniques. Aux symptômes aigus de la blennorrhagie, se rattachent tous les dangers immédiats de la suppuration aiguë du petit bassin ; aux symptômes chroniques, toutes les souffrances, les douleurs continuelles et persistantes et leurs conséquences non moins désastreuses, la stérilité pour les jeunes femmes et parfois, la nécessité de graves et irrémédiables opérations, si l'on veut obtenir une vie acceptable. A tous ces formidables dangers pour la femme elle-même, vient encore se joindre pour l'enfant, si elle peut en concevoir, le danger de l'ophtalmie purulente et tous ses périls.

Ces quelques lignes montrent combien la blennorrhagie chronique, chez la femme, doit, malgré cette marche insidieuse qui lui est propre, attirer l'attention, combien il est utile de la rechercher, de la découvrir et de la poursuivre par un traitement approprié, jusqu'à ce qu'on soit sûr qu'on laisse la malade à l'abri de ses fréquentes récidives.

La dissémination en quelque sorte des localisa-

tions blennorrhagiques, leur évolution individuelle et indépendante, ne permet pas d'autre
étude d'ensemble que celle que j'ai cherché à faire
en quelques mots. Chacune des localisations mérite une description spéciale, et forme un chapitre complet. Le traitement de chacune étant
absolument individuel, devra être indiqué pour
chaque localisation, la thérapeutique devra varier
suivant l'organe atteint et le mode d'évolution de
la blennorrhagie sur cet organe.

I. Blennorrhagie vulvaire chronique.

La vulve, par l'abondance des glandes répandues
sur toute sa surface, est plus particulièrement pré-
disposée à la blennorrhagie féminine. Les glandes
de la vulve sont de deux ordres. Les unes, petites
et irrégulières, les autres volumineuses et constantes. Les premières n'ont été complètement
décrites, que dans ces dernières années. Les secondes, depuis Huguier, sont bien connues, sous
le nom de glandes vulvo-vaginales.

Le siège des glandules ou follicules vulvaires,
permet aussi de les distinguer en deux groupes secondaires ; ceux, qui se trouvent autour de l'orifice uréthral, participant des caractères de ceux de
l'urèthre même, et aussi des affections de l'urèthre ;
ceux, qui se trouvent répandus sur la muqueuse
vulvaire, restant indépendants au point de vue
anatomique, aussi bien qu'au point de vue pathologique.

En résumé, pour prendre une idée juste de l'appareil glandulaire de la vulve, on doit considérer

un groupe pré-uréthral, des glandules disséminées et les glandes vulvo-vaginales.

Le groupe pré-uréthral participe des lésions de l'urèthre et nous reportons son étude au chapitre de l'uréthrite, ne nous occupant ici que des glandules disséminées et des glandes de Bartholin, ou vulvo-vaginales.

Les glandules vulvaires sont en nombre considérable sur la face interne des petites lèvres ; MM. Martin et Léger, qui les ont étudiées et en ont donné une bonne description, ont constaté qu'on n'en compte pas moins de 120 à 150 par centimètre carré. La face externe des petites lèvres est moins riche et n'en présente qu'une centaine seulement (Sappey). Ces glandes sont formées de plusieurs lobes qui se divisent en lobules, et chacun de ceux-ci se compose d'un nombre variable de culs-de-sac. Bien préparées et isolées, elles rappellent parfaitement l'aspect d'une petite tête de chou-fleur, lorsqu'on les observe par leur partie profonde. Toutes s'ouvrent directement sur la surface de la muqueuse. Au niveau du vestibule, elles sont aussi en abondance variable, « dans le sillon qui sépare la muqueuse vulvaire des caroncules myrtiformes ou mieux de la muqueuse vaginale, puisque, suivant l'opinion émise par Budin, l'hymen est la continuation du vagin, un repli de la muqueuse vaginale. On les retrouve encore aux environs de l'orifice de la glande vulvo-vaginale, ainsi que sur la fourchette. Ces follicules sont généralement petits et situés très profondément. Ce sont, en général, des glandes en grappes, tapissées sur toute l'étendue de leur conduit excréteur par un épithélium cylindrique, qui prend peu à peu le caractère pavimenteux, à mesure qu'on se rapproche des utricules sécréteurs. Ces follicules possèdent une tunique propre, transparente, homogène, hyaline, entourée par un réseau de fibres élastiques et de fibres lamineuses. Ils sécrètent un liquide muqueux, transparent, légèrement glutineux et adhérent ». (Martineau.)

Lorsque ces glandes sont atteintes de blennorrhagie chronique, elles deviennent plus saillantes, plus visibles et leur orifice apparaît comme un petit cratère béant. Elles deviennent beaucoup plus faciles à étudier et on est surpris de leur abondance et aussi du silence, qu'à leur égard, avaient gardé les auteurs.

Symptômes objectifs. — La blennorrhagie vulvaire peut être isolée, mais dans la grande majorité des cas, elle est accompagnée d'uréthrite. Elle est une terminaison, pour ainsi dire, constante de la blennorrhagie aiguë, mais elle peut très fréquemment, beaucoup plus fréquemment qu'on ne l'a dit, s'installer insidieusement, prendre d'emblée une marche chronique et rien ne révéler sa présence, en dehors d'un examen attentif et parfois difficile.

Lorsqu'on examine une malade, que l'on soupçonne atteinte de blennorrhagie vulvaire chronique, il faut, en quelque sorte, dépister la lésion, là où elle se cache. Il faut, pour ainsi dire, examiner chaque glande l'une après l'autre, afin de voir si de sa cavité, on fera sortir la goutte de pus caractéristique de la blennorrhagie. Pour faire cette recherche, il faut se rappeler le siège exact de ces glandes et se rappeler aussi que les glandes vulvaires le plus souvent atteintes sont les glandes vestibulaires. Après un lavage attentif et superficiel de la vulve, on devra éponger légèrement avec un tampon de coton sec, afin d'avoir sous les yeux une muqueuse lisse et brillante, prendre entre deux doigts, très légèrement, la muqueuse que l'on soulève au point où l'on sait exister des follicules, parfois pincer pour ainsi dire la muqueuse qui se laisse mal soulever, et apercevoir au fond d'une petite dépression, d'un véritable petit cratère, une gouttelette blanchâtre, blanc verdâtre que l'on ne peut d'ailleurs faire sortir, adhérente qu'elle est aux parois de la glande. Ce procédé révélera 5, 10, 15 petits abcès glandulaires, ou pour être plus vrai de petites adénites suppurées. Dans nombre de cas on ne trouvera pas d'autres signes. Objectivement la vulve paraîtra normale, la muqueuse saine, et elle l'est en effet.

Il peut cependant se joindre à la présence du pus un aspect particulier des follicules. Ils peuvent être augmentés de volume, ou être simplement le siège d'une vascularisation exagérée. Dans le premier cas, on aura affaire à la *blennorrhée folliculaire hypertrophique*, dans le second à la *blennorrhée folliculaire congestive*.

Les deux peuvent souvent se confondre ou coexister chez la même malade; tel follicule peut être atteint de folliculite congestive en un point de la vulve, tel autre de folliculite hypertrophique en un autre point. Enfin la folliculite hypertrophique peut succéder à la folliculite congestive et les deux formes se rencontrer sur le même follicule.

Blennorrhée folliculaire hypertrophique. — Dans la blennorrhée folliculaire hypertrophique, on voit sur la vulve, en étalant sa surface, des petites saillies rougeâtres, siégeant au niveau du vestibule, plus rarement à la face interne des petites lèvres où les glandes semblent plus rarement atteintes ; elles varient du volume d'une tête d'épingle à un grain de millet. Elles sont tantôt acuminées, tantôt allongées et aplaties latéralement. A leur sommet, on voit un petit orifice qui, dans les cas anciens, lorsqu'il existe des lésions accusées, est largement béant, circulaire, régulier ; ses bords ont un aspect induré ; ils sont rigides, et si on vient à les presser latéralement, on ne peut les faire s'adosser dans toute l'étendue — ils se ploient, mais ne se plient pas. Lorsqu'on soulève le follicule entre deux doigts et qu'on le roule entre la pulpe du pouce et de l'index, on sent, dans l'épaisseur de la muqueuse, un petit noyau, un petit grain de plomb dur et résistant. La pression à son niveau n'est nullement douloureuse, il est mobile sur les parties sous-jacentes, mais fait corps avec la muqueuse et se déplace avec elle. Il est facile de l'enlever et d'un coup de ciseaux on peut l'exciser complètement. Dans certains cas même, il se fait un véritable étranglement au-dessous de la petite tumeur, elle se pédiculise et se présente sous forme d'une petite frange mobile et rouge, portant à son sommet l'orifice du petit conduit glandulaire.

Hamonic qui fit des coupes de ces follicules, a trouvé que l'augmentation de volume des glandules était due à l'hypertrophie de la glande, des éléments glandulaires eux-mêmes. La muqueuse ne prend qu'une part secondaire au développement de ces saillies.

Blennorrhée folliculaire congestive. — Dans la blennorrhée folliculaire congestive, on ne retrouve pas l'augmentation de volume de la glande, l'altération porte sur la muqueuse ; au niveau des follicules, elle présente une vascularisation exagérée. On peut voir, au niveau de chaque orifice glandulaire, une petite tache rouge vif, analogue aux taches déterminées par la morsure de puce sur la peau. Au centre de la petite tache rouge, se détache un point plus sombre qui est l'orifice même de la glande ; il est souvent béant, mais ne présente pas l'infiltration de ses bords qu'on trouve dans la forme précédente. Ces petites taches sont circulaires et siègent surtout au niveau des sillons qui séparent les caroncules des petites lèvres ; elles forment quelquefois de véritables plaques, parfois des stries ; leur étendue varie beaucoup ; la plaque enflammée peut être légèrement saillante, et dans ces cas cette saillie est presque toujours due à un léger degré d'hypertrophie de la glande sous-jacente ; il y a combinaison des deux formes de folliculites, hypertrophique et congestive. Si la lésion est d'ancienne date, si la suppuration est assez abondante, on peut voir se former une véritable érosion au pourtour de l'orifice glandulaire ; cette érosion est tout à fait superficielle ; elle ne saigne que difficilement et si on l'essuie avec douceur, on peut constater, dans bien des cas, qu'il n'y a pas perte de substance de la muqueuse, mais bien une desquamation, ayant laissé la muqueuse plus mince, plus friable, plus rouge.

Cet aspect de la folliculite glandulaire se retrouve pendant presque toute la durée de l'affection, et l'état congestif de la muqueuse autour de l'orifice glandulaire persiste pendant un temps considérable, alors même qu'il n'existe plus de pus et que la blennorrhée semble complètement guérie. Cette persistance tient à la structure même de la lésion qui détermine cet aspect de la blennorrhée. Autour de chaque orifice du corps humain, depuis le plus grand jusqu'au plus petit, il existe un cercle plexiforme, vasculaire. Il y a là une loi d'anatomie générale, qui est vraie même pour les petits orifices folliculaires de la vulve. Aussi bien autour de l'orifice des glandes de Bartholin qu'autour des petits orifices multiples des glandes isolées de la vulve, se retrouve cette richesse vasculaire, qui à l'état normal n'est pas visible, mais qui par suite de l'irritation lente, persistante, chronique, due à la présence du pus blennorrhagique, dans le conduit glandulaire, prend un accroissement notable. Les capillaires se dilatent, se gonflent, le sang y afflue en plus grande abondance et la muqueuse prend la teinte rouge vif que l'on rencontre dans la forme congestive de la blennorrhée vulvaire. La disparition de la blennorrhée n'entraîne pas l'effacement de la tache péri-folliculaire ; la dilatation vasculaire est en quelque sorte constituée, et le plexus persiste

avec les dispositions que lui a données la blennorrhée. Cet aspect est absolument celui de certains
nœvi, et cette comparaison rend compte de l'apparence si fréquente que nous avons indiquée.
Souvent ces nœvi, ces taches peuvent permettre
un diagnostic rétrospectif et être le seul indice
autorisant à admettre la possibilité d'une blennorrhagie antérieure, qui a été ignorée de la malade
elle-même ou dissimulée par elle.

Cette forme de la blennorrhée chronique, par
sa durée prolongée, par les lésions superficielles
qu'elle détermine du côté de la muqueuse et en
des points exposés à des contacts fréquents pendant le coït, permet d'expliquer la fréquence des
inoculations, qui se font au niveau même des
follicules érodés. Il n'est pas rare de voir sur
une vulve blennorrhagique se greffer un chancre
induré, des chancres mous; dans ces cas, on les
trouve sur les points de la muqueuse présentant le moins de résistance; elle était, en quelque
sorte, préparée à l'inoculation par des érosions
antérieures, siégeant au niveau des orifices glandulaires, à l'embouchure du canal de Bertho-
lin, au niveau des sillons qui séparent les caroncules myrtiformes des petites lèvres.

Marche de la blennorrhée vulvaire. —
La marche de la blennorrhée vulvaire est essentiellement chronique. Elle a peu de tendance à
se généraliser, elle reste localisée dans les glandules et ne donne jamais lieu à une inoculation
aiguë de toute la muqueuse vulvaire. Mais elle
peut s'enflammer localement en quelque sorte.

C'est-à-dire que de loin en loin, il peut survenir
une poussée aiguë dans un des véritables petits
abcès constitués par le follicule blennorrhéique.
Ces poussées aiguës surviennent spontanément,
ou, le plus souvent, à la suite d'excès de coït,
souvent aussi de manuélisation. Il semblerait
dans ces cas que les frottements, les irritations
locales ont déterminé des auto-inoculations ou
plutôt que, sous l'influence de l'excitation génitale la glande s'est congestionnée, vascularisée
et par suite a ramené les phénomènes aigus. Enfin, cet état aigu peut être dû à l'oblitération ou à
la diminution de calibre des conduits glandulaires.
Le pus s'accumule dans les culs-de-sac glandulaires, les distend ; ils se rompent et de véritables
abcès peuvent en être la conséquence.

Abcès folliculaires et fistules. — Les conséquences de ces abcès sont parfois fâcheuses. Il
faut se rappeler les localisations des glandules
vulvaires et aussi leurs rapports pour se rendre
compte des complications qui peuvent en résulter.

Leur ouverture peut déterminer la formation
de fistulettes, soit incomplètes (borgnes externes)
soit complètes.

Astruc a parfaitement observé ces fistules consécutives à l'inflammation blennorrhagique des
follicules vulvaires. « Si, dit-il, les follicules de
la fourchette s'enflamment et suppurent, l'abcès
peut s'ouvrir du côté du vagin ou du côté du fon-
dement ou de l'un et de l'autre côté. » Passées
sous silence, par les différents auteurs qui ont
suivi l'éminent syphiligraphe, on les retrouve

décrites avec soin et très complétement par Martineau et ses élèves Boutin, Guedeney, Lormand. Il n'y a rien à ajouter à la description qu'ils en ont donnée et dans les faits très nombreux que nous avons eus sous les yeux, dans notre service, nous avons retrouvé les symptômes qu'ils ont décrits, surpris que nous avons été de ne les voir signalés que par ces seuls auteurs.

Lorsque l'abcès folliculaire se forme, il est généralement accompagné de douleurs légères, peu marquées ; la malade s'aperçoit de l'apparition d'une petite tumeur, sensible au toucher, variant du volume d'un pois à celui d'une noisette ; d'ordinaire, chez nos malades qui apportent peu d'attention à leur santé, cette période est en grande partie négligée, jusqu'au jour où tout d'un coup, pendant la nuit ou pendant un choc léger, pendant le coït, ou en y portant la main, l'ouverture spontanée se fait. Il s'écoule quelques gouttes de pus qui tachent le linge en vert ; tout semble terminé ; mais au bout de quelques jours, la malade s'aperçoit que l'écoulement continue, qu'il reste quelques douleurs, enfin dans certains cas que la fistule qui s'est formée donne passage à des gaz et même à des liquides intestinaux. — Elle vient alors consulter le chirurgien.

Ces fistules n'ont aucune tendance à guérir spontanément et elles peuvent rester, pendant de longues années sans changement. Le pus qui s'écoule est d'ordinaire peu abondant, la douleur nulle et sauf les cas de fistules complètes rectovulvaires, les malades les conservent sans en éprouver de gêne notable. — Elles donnent rarement lieu à des phénomènes aigus; cependant il peut arriver que lorsque le trajet est sinueux, anfractueux, il se fasse une oblitération momentanée de l'orifice fistuleux et par suite que la rétention amène des douleurs et la formation d'une petite collection purulente; celle-ci ne persiste pas longtemps et l'ouverture spontanée ramène à nouveau la fistule.

Fistules incomplètes. — Ces fistules incomplètes consécutives à la folliculite blennorrhagique sont les plus fréquentes : elles siègent généralement sur les parties latérales de la vulve, et s'ouvrent dans le sillon qui sépare les caroncules myrtiformes de la petite lèvre; leur trajet est d'ordinaire rectiligne : il donne accès dans une poche des dimensions d'une petite noisette. Les parois de la poche sont lisses, peu épaisses et formées dans la plupart des cas d'une membrane mince, représentant l'ancienne paroi glandulaire transformée. Le contenu de cette poche est d'ordinaire du pus plus ou moins crémeux, jaune verdâtre. L'orifice est de petites dimensions, arrondi; situé à la surface même de la muqueuse, il se dissimule parfois au-dessous d'un repli muqueux; souvent aussi, il est au fond d'une dépression infundibuliforme et devient alors difficile à découvrir.

Au niveau de la fourchette, ces fistules sont assez fréquentes, elles présentent les mêmes caractères — il peut cependant à ce niveau se faire une communication entre deux ou trois follicules suppurés, qui pourront venir s'unir à l'extérieur par un ou plusieurs orifices et donner lieu ainsi à des complications variées de trajets et de cavités. C'est ainsi qu'une seule cavité peut s'ouvrir à l'extérieur par deux, trois orifices, ou inversement, deux cavités peuvent n'avoir qu'un trajet commun. — Il résulte de là une variété de trajets — dont il est impossible de donner une description générale, les cas pouvant varier presque à l'infini. — Cette multiplicité des trajets est cependant l'exception ; il n'existe d'ordinaire que deux ou trois orifices qui communiquent avec une ou plusieurs cavités purulentes.

Le diagnostic de ces fistules est, en général, assez facile ; il suffit de constater la présence de l'orifice glandulaire, d'en faire sourdre le pus pour affirmer le diagnostic. Il y a presque toujours, dans la cavité, du pus amassé et il suffit de presser sur cette cavité pour le faire sortir. — On sent de plus à travers la paroi muqueuse, une petite tumeur arrondie, nettement fluctuante, parfois résistante, roulant sous le doigt, dans nombre de cas, faisant une saillie plus ou moins marquée, et qui indique la présence de l'abcès chronique ; en découvrir l'orifice est beaucoup plus difficile. Le pus seul en sortant vient en révéler le siège. Il est d'ordinaire petit, à l'emporte-pièce, et très souvent se dissimule au-dessous d'un repli muqueux. — Si l'on ne peut faire sourdre du pus, il sera, dans la plupart des cas, impossible de retrouver cet orifice et on devra remettre à un moment plus favorable l'exploration que l'on se proposait. — Il en sera de même pour le traitement local ; que l'on veuille laver l'intérieur de la poche purulente ou faire pénétrer dans son orifice un liquide caustique quelconque.

Enfin, il peut arriver que deux orifices existent pour la même cavité; on aura recours à l'exploration par les deux stylets qui par leur rencontre démontreront qu'il y a une communication entre les deux trajets qu'ils parcourent.

Fistules complètes. — Les fistules complètes présentent une gravité plus considérable, au point de vue fonctionnel. — Ce sont elles qu'Astruc a bien su reconnaître. Elles succèdent, dans la plupart des faits observés, à des abcès de la fourchette, reconnaissant la même origine que les précédentes — j'ai pu en observer, situées sur la partie latérale de la vulve, un peu au-dessous de la glande vulvo-vaginale et indépendantes de cette glande.

Le mécanisme de la production de ces fistules est le même que précédemment ; le siège seul de la fistule et la présence d'un orifice profond modifient leur diagnostic, leur pronostic et leur traitement.

Elles peuvent être *vulvo vulvaires, vulvo-périnéales, vulvo-vaginales, vulvo-anales ou même vulvo-rectales.*

Dans les *fistules vulvo-vulvaires et vulvo-périneales* extrêmement fréquentes, l'abcès, au lieu de se vider par l'orifice glandulaire dilaté, enflammé, s'ouvre au niveau des culs-de-sacs profonds de la glande ; de là, la formation d'une fistule dont la paroi est constituée à la superficie par une sorte de pont muqueux terminé par deux orifices, qui sont l'un, l'ouverture du conduit excréteur, l'autre, le résultat de l'ouverture spontanée de l'abcès. — Ces fistules se voient surtout à la face interne des petites lèvres; elles peuvent être multiples, dans certains cas, il peut se faire deux ouvertures anormales de l'abcès et on a alors un trajet en Y. — Le pronostic de ces fistules est assez bénin ; il arrive, dans nombre de cas, que cette ouverture large, permet à l'abcès de se vider facilement ; l'évacuation est plus complète, les lavages journaliers pénètrent mieux dans l'intérieur de la cavité transformée en tunnel et on trouve assez fréquemment toute la surface profonde de ces tunnels épidermisée, et par suite, ne donnant lieu à aucune suppuration : c'est un mode de guérison spontanée, qui n'a d'autre inconvénient que de laisser une difformité assez choquante du côté de la petite lèvre ou du périnée, dont certaines femmes demandent à être débarrassées ; ce qui est d'ailleurs de la plus grande simplicité. Il suffit de sectionner le pont de tissu qui formait la paroi de la fistule, puis de réunir après avivement les bords et le fond du trajet pour remédier rapidement et sans danger à cette légère difformité.

Les *fistules vulvo-vaginales* présentent une marche plus lente. Elles siègent soit sur les parties latérales du vagin, soit sur sa paroi postérieure. Leur trajet est plus ou moins sinueux ; dans certains cas il est tout à fait impossible de le parcourir avec un stylet, il est anfractueux, irrégulier, faisant des coudes plus ou moins brusques, parfois même se bifurquant en 2 ou 3 directions opposées. L'abcès, qui a donné lieu à ces fistules complètes, après s'être ouvert spontanément au niveau de la vulve, a subi une nouvelle poussée ; le premier orifice s'est fait, dans tous les cas que j'ai eus sous les yeux, soit au niveau du sillon des caroncules myrtiformes, soit au niveau de la fourchette, soit sur la région latérale; plus tard cet orifice, pour une cause variable, se trouvant oblitéré, ou donnant incomplètement issue au pus contenu dans la cavité force celle-ci à se distendre et comme elle ne peut s'ouvrir au niveau des caroncules myrtiformes, elle passe au-dessous d'eux et gagne la face profonde de la muqueuse vaginale. Si celle-ci cède et se perfore, la fistule complète vulvo-vaginale est créée. Le même mécanisme peut se reproduire sur tout le pourtour de l'orifice vaginal et amener toutes les variétés qui ont été observées dans le trajet, la longueur, la rectitude, les anfractuosités de ces fistules, etc.

Le diagnostic des fistules ne se peut faire que par le stylet, qu'il peut être quelquefois fort difficile de faire pénétrer dans des trajets aussi infléchis. Cependant on sera presque toujours conduit par le pus révélant la situation des orifices existants.

La muqueuse vaginale peut ne pas livrer passage au pus, elle peut résister, et au-dessous d'elle, l'abcès suivra sa marche dans une nouvelle direction; au lieu de tenter de se faire jour dans le vagin, il décollera en arrière la muqueuse vaginale, puis atteindra la muqueuse anale ou ano-rectale et pourra ainsi s'ouvrir dans le rectum; de là création de la *fistule vulvo-anale* ou *vulvo-rectale*. Le trajet dans ces cas est toujours très irrégulier et cette irrégularité peut atténuer l'infirmité des malades en ce sens que les gaz, les liquides intestinaux ne trouvent pas le chemin pour arriver au dehors. La fistule peut passer inaperçue et les malades n'ont nullement conscience de leur lésion ; c'est souvent le médecin qui découvre ces fistules. Il n'en est cependant pas toujours ainsi ; les gaz peuvent sortir par la fistule vulvaire et entraîner tous les inconvénients des petites fistules recto-vaginales. La guérison spontanée de ces fistulettes n'existe pas ; leur gravité en est plus grande, elles sont tenaces, persistantes et d'une grande difficulté à guérir.

Traitement de la blennorrhagie vulvaire. — Le traitement de la blennorrhée vulvaire chronique a une importance considérable. Elle ne guérit pas spontanément, et pendant toute la durée de son existence, elle reste contagieuse. Elle peut passer inaperçue ; le pus dans les follicules peut rester caché, il faut l'y aller découvrir ; de même pour la contagion, il faut, pour qu'elle se fasse, que le pus ait été chassé des follicules qui le récèlent. De là l'explication de certains faits en apparence paradoxaux, de femmes dangereuses pour certains individus, alors qu'elles ont pu avoir des rapports avec d'autres sans avoir provoqué de chaudepisse. Le pus pour sortir du follicule doit être entraîné au dehors ; si le coït se fait rapidement, sans excitation, sans sécrétion glandulaire chez la femme, le membre viril pourra pénétrer dans le vagin, intact et en sortir, après le coït, sans avoir été à aucun moment en rapport avec le pus virulent vulvaire ; mais qu'au contraire, il y ait eu sécrétion vulvaire chez la femme, que le coït ait été pratiqué après des manœuvres, des frottements sur toute la vulve, du gland et de l'orifice uréthral masculin, que la vulve soit lubréfiée par toutes les sécrétions muco-purulentes que versent à sa surface les glandes blennorrhagiques, la blennorrhagie sera la conséquence presque inévitable de ce contact prolongé.

Ce n'est que par le traitement attentif que l'on pourra conjurer ces contagions résultant de blennorrhées, en apparence guéries depuis des années. Un seul traitement permet d'obtenir la guérison réelle de la blennorrhée vulvaire chronique ; c'est celui qui produit la destruction complète du follicule. Chaque follicule malade doit être détruit, sous peine de voir la malade exposée à de nouvelles auto-inoculations, sans cesse renouvelées.

Les procédés employés ont varié avec les auteurs, et je ne veux pas tous les énumérer.

On a préconisé les injections dans les orifices glandulaires avec quelques gouttes de liquides caustiques : nitrate d'argent, chlorure de zinc, etc., mais l'étroitesse de l'orifice rend difficile la pénétration des liquides dans la cavité des follicules.

On devra, autant que possible, avant d'intervenir chercher la désinfection des follicules ou des cavités fistuleuses ; pour cela, au moyen d'une seringue très fine, d'une seringue d'Anel, on fera patiemment des lavages avec la solution de sublimé ; chaque follicule sera irrigué séparément et ce n'est qu'au bout de quelques jours, qu'on procédera à la destruction du follicule.

Ricord recommandait de diviser le follicule avec l'instrument tranchant, « avec un couteau à cataracte par exemple, et de badigeonner le fond de la cavité avec un caustique, soit solide soit en dissolution ».

Diday le premier, paraît avoir eu l'idée qu'une cautérisation ignée pouvait seule guérir le follicule enflammé. « La véritable, l'unique indication, dit-il, consiste à provoquer par cautérisation, l'oblitération de la cavité anormale. Et le seul procédé qui, vu l'étroitesse de ce canal, soit propice à remplir cette indication, consiste à y introduire une tige métallique chauffée au rouge. » Pour obtenir ce résultat, Diday conseillait de placer à froid dans le follicule de fines tiges d'acier terminées à l'extérieur par une petite boule, de chauffer la partie extérieure de ces tiges jusqu'à ce que, par propagation, la chaleur soit assez élevée pour cautériser la cavité folliculaire. A cette cautérisation, Rollet ajoute l'incision préalable de l'abcès folliculaire, incision qu'il fait, soit en débridant l'orifice excréteur, soit au niveau des culs-de-sac glandulaires, transformant ainsi l'abcès glandulaire en une fistulette complète.

La cautérisation par les caustiques est bien illusoire, si on ne la fait pas précéder de l'incision du conduit folliculaire ; quelle que soit la finesse du crayon ou du pinceau employé, il n'est pas possible de faire pénétrer le caustique dans l'orifice étroit dont la lumière admet à peine le stylet le plus fin. Quant à l'incision elle est des plus difficiles pour la même raison ; la lame pénètre difficilement dans le trajet folliculaire, et il est rare d'inciser le trajet lui-même et non le tissu cellulaire périphérique.

Pour éviter ces accidents, Martineau avait préconisé la méthode suivante, par laquelle il recherchait la destruction du follicule par la chaleur,

« la seule possible et véritablement utile, en ce
qu'elle fait disparaître rapidement le gonocoque ».

Il eut recours au galvano-cautère dont l'application est des plus faciles suivant lui. Il se sert
d'une pile Chardin de 8 éléments. La pile est au
bichromate de potasse.

Pour éviter le tremblement de la main au moment où l'on cherche à établir le courant en pressant sur le bouton du manche de l'instrument,
c'est avec le pied, par une pédale, que s'établit la
communication de l'appareil avec la pile. L'opé-
rateur introduit le cautère froid dans le follicule.
Dès que la communication est établie, le platine
est porté à l'incandescence et le follicule est cau-
térisé d'une façon presque instantanée. Étant
donnée l'étroitesse des follicules, Chardin a cons-
truit deux petites tiges très minces, maintenues
par une vis sur deux tiges d'acier qui terminent le
porte cautère. On n'a pas à craindre ainsi de provoquer une cautérisation trop considérable, et de
plus on pénètre facilement dans la profondeur du
follicule.

L'application du galvano-cautère n'est presque
pas douloureuse. Elle détermine rarement un
écoulement sanguin qui ne saurait, du reste, avoir
aucune gravité.

« Le lendemain de la cautérisation, on remarque au niveau du follicule, une eschare blanchâtre, généralement du volume d'une tête d'é-
pingle, sauf le cas où la cautérisation a été trop
prolongée. Le plus souvent l'eschare tombe le 3ᵉ
jour et dans l'espace de 8 jours environ, se cicatrise par prolifération de bourgeons charnus dé-

veloppés sur toute la surface dénudée. Le 7e ou le 8e jour, il n'y a plus trace de la cautérisation.

« La cautérisation des follicules a lieu tous les 8 jours environ. En général, deux à trois cautérisations suffisent pour la guérison complète de la folliculite blennorrhagique. Il est indiqué de cautériser tous les follicules rouges, sécrétants, quel que soit leur nombre, car sans cela, la guérison peut être retardée. Aucun accident n'est à craindre. » (Martineau.)

J'ai essayé de substituer le thermo-cautère au galvano-cautère en employant la petite pointe de platine, mais on est loin d'obtenir d'aussi bons résultats ; il est impossible de placer la pointe rougie avec autant de sureté que le fil à froid du galvano-cautère ; de plus, malgré toute la finesse que l'on peut donner à la pointe du thermo-cautère on n'obtient jamais une ténuité aussi grande que celle qui est nécessaire, et que l'on peut avoir avec le fil de platine.

Enfin je recommanderai aussi l'excision des follicules au bistouri ou aux ciseaux ; surtout dans les cas de blennorrhée vulvaire hypertrophique, dans lesquels on peut soulever assez facilement toute la glande. Il suffit de saisir avec une pince de Museux modifiée, le follicule tout entier, puis en l'attirant, de le pédiculiser pour ainsi dire. On pourra le circonscrire par le bistouri, ou l'enlever rapidement d'un coup de ciseaux. Pour rendre cette petite opération moins douloureuse, on fera au-dessous du follicule, une injection de quelques gouttes de solution de cocaïne ; l'anesthésie locale sera très suffisante. Après l'excision, l'opération se terminera par un point de suture.

C'est à ce même traitement que j'ai toujours eu recours dans les cas de fistules borgnes. Je ne crois pas, en effet, qu'il soit possible d'obtenir la guérison par un autre procédé. Peut-être, dans certains cas, pourra-t-on tenter l'incision large de la cavité, et la désinfection de cette cavité avec une solution de chlorure de zinc, peut-être aura-t-on ainsi des succès, j'en ai eu, mais ils ne sont pas certains et on se ménage bien des déboires, alors que par l'intervention réellement chirurgicale, l'ablation totale de la glande et du trajet fistuleux faite largement, suivie de suture, on est assuré d'une guérison rapide et radicale.

Les fistules complètes cutanéo-muqueuses ou bi-muqueuses ne présentent aucune indication spéciale, il suffira, comme dans les fistules incomplètes, de les ouvrir largement et d'enlever le trajet par dissection pour obtenir une guérison rapide, en ayant égard, dans certains cas, au maintien de la forme et en corrigeant, si cela était nécessaire, les difformités pouvant résulter de la suppuration antérieure.

C'est ainsi que dans un cas, j'ai dû refaire complètement une petite lèvre, déchiquetée, transformée en dentelle par le fait de nombreux trajets fistuleux qui, depuis des années, s'ouvraient et se fermaient successivement, tantôt en un point, tantôt en un autre. J'ai dû ouvrir tous les trajets anciens, épidermisés, puis réunir et reconstituer ainsi la petite lèvre dans son ensemble.

Ces opérations sont simples, faciles et donnent toujours de bons résultats ; mais il n'en est pas de même de celles qui s'adressent aux fistules complètes vulvo-anales ou vulvo-rectales. Malgré leurs petites dimensions, malgré la difficulté qu'éprouvent les gaz et les liquides à passer par le trajet anormal, elles sont d'une difficulté déplorable à amener à la guérison. Je puis citer une fistulette résultant d'un abcès folliculaire de la fourchette, que je dus opérer quatre fois avant d'obtenir la cicatrisation de la fistule. Il avait été déjà opéré antérieurement sans résultat.

Lorsque l'on a affaire à de très petites fistulettes et généralement, ce sont celles résultant de la folliculite, on peut, surtout si elles ont une longueur assez grande, si le trajet est très oblique et le passage des gaz et des matières en grande partie impossible, tenter tout d'abord la cautérisation. Le nitrate d'argent, le thermo ou le galvano-cautère ont pu ainsi amener l'oblitération de ces petites fistules. Mais il n'en sera pas toujours ainsi et lorsque les tissus, bordant le trajet, sont des tissus cicatriciels, lorsqu'ils sont transformés en un véritable noyau fibreux, soit sous l'influence de récidives multiples, soit par suite d'opérations ou de cautérisations infructueuses antérieures, il faudra avoir recours à un des procédés mis en usage pour remédier aux fistules recto-vaginales.

La voie vaginale sera la plus facile ; après avoir préparé la malade par des purgatifs répétés, des lavements et fait préalablement l'antisepsie du vagin et du rectum, on avivera très profondément le revêtement du trajet jusqu'au niveau du rectum, en respectant la muqueuse rectale ; puis on fera une suture profonde et une suture isolée de la muqueuse vaginale. Les points de suture profonds seront passés transversalement et comprendront toute l'épaisseur de la cloison recto-vaginale, sans traverser la muqueuse rectale ; après les avoir serrés on passera les fils dans la muqueuse vaginale, et on les nouera immédiatement. Les premiers serviront de fils de soutènement. On a employé pour ces sutures le fil d'argent, le catgut, le crin de Florence. Quelques auteurs, M. Pozzi, en particulier, recommandent le fil d'argent, je me suis toujours trouvé bien du catgut pour les points profonds et de crin de Florence pour les superficiels. La suture à points séparés m'a paru la plus simple et aussi la plus efficace. Les tubes de Galli que recommande M. Pozzi m'ont paru faciliter l'ablation des fils et devront être employés, si l'on s'est servi du fil d'argent ; leur usage devient inutile si l'on a employé le catgut.

L'opération par le rectum est beaucoup plus compliquée et ne m'a pas paru trouver d'indication dans le cas de fistulettes, suite d'abcès folliculaires ; elle doit être réservée aux cas dans lesquels la fistule s'ouvre haut dans le rectum, ce qui n'existe que rarement pour les fistules blennorrhagiques.

Il n'en est pas de même de l'opération par le périnée. Elle peut être rendue nécessaire par la brièveté du trajet fistuleux et j'ai eu l'occasion d'y avoir recours et d'obtenir un succès, alors que des tentatives par la voie vaginale avaient été infructueuses. On devra l'employer lorsque le trajet est très court, lorsqu'il y a, pour ainsi dire, destruction de la cloison recto-vulvaire, de façon que les deux muqueuses, se continuant l'une avec l'autre, sont confondues par un tissu de cicatrice dur et fibreux. Le périnée est intact au-dessous de cette cicatrice perforée et par son épaisseur, sa résistance, rend presque impossible l'abord de la fistule par le vagin ; « elle se cache, pour ainsi dire, sous le relief périnéal, et l'avivement et la suture de l'orifice anormal ne pouvant être bien faits, échouent. » (Pozzi.) La fistule étant située très près de l'anus, il ne sera pas nécessaire de fendre le périnée complètement, on pourra se contenter de fendre verticalement la fourchette, sans arriver jusqu'au sphincter anal, puis d'aviver soigneusement tout le trajet fistuleux, ou mieux d'enlever complètement tout le noyau fibreux qui constitue le trajet fistuleux. On sera ainsi en présence d'une déchirure incomplète du périnée avec une petite ouverture rectale et conservation du sphincter. On pourra, de cette façon, opérer à ciel ouvert et il suffira d'employer un des procédés mis en usage, pour remédier à la rupture du périnée. (Procédé d'Emmet ou procédé de Lawson Tait.)

Bartholinite chronique et fistules de la glande vulvo-vaginale. — De même ordre que les follicules répandus et disséminés à la surface de la vulve, les glandes de Bartholin comme eux, participent à l'infection locale blennorrhagique. L'histoire de leur infection blennorrhagique est relativement moderne, et sauf dans ces dernières années,

aucun travail d'ensemble n'avait traité de la blennorrhagie chronique des glandes vulvo-vaginales.
En 1860, Aubenas (Th. d'agrégation de Strasbourg)
nie même l'existence de ces inflammations et
Alph. Guérin, s'il décrit les abcès aigus qu'on y
rencontre « conclut en disant qu'ils guérissent
rapidement ». C'est encore à Martineau qu'il faut
arriver pour voir attribuer à la lésion de ces
glandes toute l'importance qu'elle mérite ; enfin
la thèse de Marcel Fauvel (1886), trop peu connue, montre toute la gravité de ces lésions, l'intérêt qu'elles présentent, au point de vue de la
contagion, enfin établit le traitement rationnel
qu'on doit mettre en usage.

Les glandes vulvo-vaginales ont été signalées
par Duverney, Bartholin, mais c'est à Huguier
que revient l'honneur de les avoir décrites, d'avoir
établi leurs rapports ; en 1880, de Sinéty étudiait
leur structure.

Leur volume est extrêmement variable. Presque nul avant la menstruation, elles prennent
leur plus grande importance pendant la vie
génitale de la femme. Elles semblent plus volumineuses, plus constantes chez les femmes ayant
une vie génitale active, et, chez les prostituées
on les rencontre toujours très notablement hyper-
trophiées. Faut-il faire entrer en ligne de compte
des blennorrhagies antérieures passées inaperçues, ou simplement une hypertrophie totale par
fonctionnement exagéré, les deux hypothèses ont
été soutenues. Après la ménopause, elles semblent
subir une régression notable et diminuer de volume,
pendant que leur consistance augmente. Elles don-

nent la sensation d'un petit corps dur et mobile, et perdent toute rénitence. Leur forme pendant la vie génitale est allongée et peut se comparer assez justement à une amande. Elles présentent dans leur grand axe une longueur de 15 à 20 millimètres. De Sinéty les regarde comme assez difficiles à découvrir par la dissection ; cela est vrai pour les glandes normales, mais dès qu'elles ont subi un léger degré d'inflammation, elles augmentent de consistance et peuvent assez facilement être énucléées. On les sent aisément en passant le doigt sur la face interne des petites lèvres, sur les parties latérales de l'orifice vaginal, et « dire que chez les femmes maigres, on peut quelquefois les sentir entre le pouce et l'index, » (Sinéty) c'est rester au-dessous de la vérité, car chez presque toutes les femmes on peut les percevoir, mesurer leur volume et apprécier leur consistance. Chez quelques-unes, il suffit même de presser légèrement la glande pour voir sourdre au niveau du conduit excréteur un liquide transparent, filant et incolore.

La glande vulvo-vaginale est une glande en grappe, composée de granulations qui se réunissent pour former des lobules, puis des lobes disséminés dans le tissu cellulaire. Elles sont analogues comme disposition aux glandes sublinguales. Ces granulations sont tapissées d'épithélium caliciforme, et ne sont pas limitées par une enveloppe propre (de Sinéty). Leurs conduits présentent de l'épithélium pavimenteux stratifié et sont accompagnés de granulations, de lobules accessoires jusqu'au niveau de l'embouchure du canal excréteur. Celui-ci a 2 millimètres de longueur et vient s'ouvrir, dans le plus grand nombre des cas, dans le sillon qui sépare les caroncules myrtiformes des petites lèvres, à mi-hauteur de l'orifice vaginal. Cependant, leur siège n'est pas constant, souvent elles sont plus en dehors, distantes du sillon de 1 à 2 millimètres, parfois plus. Enfin, elles peuvent varier de hauteur.

Les rapports de la glande auxquels les anatomistes n'ont attribué qu'une importance secondaire, méritent cependant qu'on s'y arrête. Ils rendent compte des complications que peuvent entraîner les inflammations de la glande. Elle est en rapport en haut, en avant et en dedans avec le bulbe du vagin qui la sépare en dedans du vagin, en même temps qu'une expansion venue de l'aponévrose moyenne du périnée.

En bas et en dedans, elle touche aux veines hémorrhoïdales inférieures. De ces rapports avec les vaisseaux, on peut conclure que pour éviter de blesser le bulbe du vagin il faut faire, pour atteindre la glande, une incision courbe à concavité dirigée en haut et un peu en dedans.

En dehors, les glandes vulvo-vaginales sont en rapport immédiat avec la branche de l'ischion, en avant avec le transverse du périnée, en arrière avec le constricteur du vagin, contenu dans l'aponévrose superficielle et en haut avec l'aponévrose moyenne.

Les artères au nombre de deux ou trois viennent de la clitoridienne et l'abordent par sa partie postérieure et interne. Les lymphatiques vont aux ganglions des parties latérales du vagin et du rectum. Martin et Léger, comme Cruveilhier, les faisaient se rendre aux ganglions inguinaux.

Ces glandes sécrètent un mucus de consistance gommeuse, clair, transparent ; il est alcalin, ainsi que l'ont dit Huguier et Alph. Guérin ; Courty l'avait cru acide, comme le liquide vulvaire.

Les sécrétions de la glande vulvo-vaginale, sont destinées à lubréfier les parois vulvo-vaginales ; elles facilitent le coït, et permettent le glissement du membre viril au moment de son introduction dans le vagin. C'est donc pendant les moments d'excitation génitale, soit spontanée, soit provoquée que sa sécrétion est abondante ; chez certaines femmes, une simple émotion suffit pour faire sourdre du conduit excréteur un abondant écoulement de mucus glandulaire. Il en est de même des causes en apparence étrangères, dont cependant l'action peut facilement s'expliquer, telles que l'équitation, la menstruation, la danse, une marche excessive, le travail par la machine à coudre ; sans que j'aie besoin d'insister. on comprendra combien toutes ces occasions sécrétoires peuvent augmenter les chances de contagion, si la glande est le siège d'une blennorrhée chronique. Grâce à elles, le pus blennorrhique apparaît à l'extérieur et contaminera l'urèthre masculin dès qu'ils viendra se mettre à son contact.

Les glandes vulvo-vaginales peuvent être atteintes d'une façon aiguë (*Bartholinite aiguë*) ou chronique (*B. chronique*) ; cette bartholinite chronique sera ou secondaire c'est-à-dire la terminaison d'un état aigu, ou primitive, résultat d'une contagion chronique ou d'une auto-inoculation de voisinage.

Bartholinite aiguë. — La bartholinite aiguë se montre plus fréquemment chez les femmes jeunes ; on a distingué, avec juste raison, une bartholinite simple et une bartholinite blennorrhagique.

La bartholonite simple est toujours aiguë, elle est la conséquence d'une propagation infectieuse de voisinage. On peut la voir survenir à la suite d'une vulvite traumatique, d'un eczéma, d'un érythème. Elle peut avoir été elle-même directement l'objet d'une congestion active ou passive et devenir le siège d'une inflammation consécutive, c'est ainsi qu'on peut la voir survenir à la suite d'un coup, d'un choc, de la défloration brutale, de violences dans le coït ; tout excès du fonctionnement de la glande peut déterminer son inflammation (idées lascives, masturbation, excès de coït). La stase veineuse dans les vaisseaux de la glande amenant la congestion passive peut entraîner l'apparition d'une inflammation aiguë ou ramener une poussée inflammatoire de la glande, ayant été antérieurement le siège d'une infection passée à l'état chronique. C'est ainsi qu'on doit comprendre le rôle de la menstruation dans l'apparition ou la réapparition des abcès de la glande vulvo-vaginale, soit au moment où la menstruation s'établit chez les petites filles, soit au moment de la ménopause, soit enfin dans les poussées aiguës qui reparaissent chez certaines femmes au moment de chaque période de règle.

Ces causes adjuvantes de toute inflammation de la glande de Bartholin, on peut les retrouver jouant encore un rôle important dans la véritable bartholinite, dans la bartholinite blennorrhagique. Elles sont des causes qui favorisent l'inoculation ou, si elle a eu lieu antérieurement, parfois à une époque très éloignée, ramènent à l'état aigu une affection depuis longtemps passée à l'état chronique.

« Cette affection, dit Huguier, accompagne le plus souvent la blennorrhagie vulvaire, ou lui succède... Nous avons si souvent observé cette maladie avec la blennorrhagie ou à la suite de coïts suspects que nous sommes obligés d'admettre que, dans un bon nombre de cas, elle a été la conséquence de cette dernière ou a été contractée en même temps qu'elle dans un coït infectant. »

Telle est en effet l'étiologie la plus fréquente, celle que l'on retrouve dans l'immense majorité des cas, au point qu'à moins de trouver une cause manifeste, évidente, on devra toujours, sans crainte d'erreur, la rattacher à la blennorrhagie. Arning du reste a trouvé le gonocoque dans le pus des bartholinites.

La bartholinite blennorrhagique est souvent unilatérale, ou du moins telle est l'opinion donnée par les auteurs, et siégerait plus volontiers à gauche. On a cherché des raisons pour expliquer cette prédilection du côté gauche ; on a prétendu que dans le coït, l'effort de l'homme devait prédominer de ce côté, et par suite amener une véritable contusion congestionnante de la glande, que la circulation, en retour, était plus difficile dans la partie gauche de la vulve ; toutes ces explications n'en sont pas réellement ; il est peut être inutile d'en chercher de meilleures, étant donné

que la prédominance à gauche n'est pas aussi
marquée qu'ont bien voulu le dire les auteurs.
Dans la plupart des cas que j'ai eus sous les yeux,
j'ai presque toujours trouvé que les deux glandes
vulvo-vaginales étaient, ou avaient été, le siège
d'abcès. La bilatéralité des lésions, surtout pour
les bartholinites chroniques, m'a paru la règle et
dans les cas où elles sont unilatérales, presque aussi
souvent, on les rencontre à droite qu'à gauche.

Au point de vue symptomatique, il faut distinguer la forme aiguë et la forme chronique.

Contemporaine de la blennorrhagie vulvaire
aussi bien qu'isolée, la Bartholinite aiguë présente
comme caractéristique une tumeur siégeant sur les
parties latérales de l'orifice vaginal, soulevant
la paroi interne de la petite lèvre, dont le bord
libre reste toujours mince ou légèrement œdéma-
tié, mais n'est jamais dédoublé, étalé, disparu.
Cette tumeur de volume variable est allongée
de haut en bas, arrondie, libre, régulière ; à sa
surface, la muqueuse est tendue, rouge plus ou
moins vif, adhérente et amincie lorsque l'abcès a
une certaine durée ou présente des caractères très
aigus, mobile dans le cas contraire. Au toucher,
elle est au début rénitente, douloureuse ; si l'on
explore par le vagin on peut la repousser en
avant et en dehors, l'énucléer en quelque sorte et
il est facile de la prendre entre deux doigts ; on
peut ainsi très facilement vérifier sa consistance,
reconnaître si elle est fluctuante ou si, au contraire, elle est solide.

Les phénomènes douloureux sont parfois très
marqués ; ils s'accompagnent de fièvre, d'inap-

pétence, de troubles généraux ; très rapidement, apparaît la fluctuation, la muqueuse devient adhérente et l'ouverture spontanée se produit en un point variable : rarement l'évacuation du pus se fait par le canal excréteur, le plus souvent, elle a lieu par une ouverture de la muqueuse. Le pus qui s'échappe est du pus jaune verdâtre, parfois séreux, dans certains cas, mais très exceptionnellement, fétide et pouvant prendre l'odeur repoussante des abcès péri-rectaux.

Le pus dans le cas de bartholinite aiguë franche se forme dans les culs de sac glandulaires ; il y a une adénite suppurée dans le sens exact du mot. — Mais ainsi qu'il arrive toujours, cette adénite ne reste pas localisée à la glande, il se fait une propagation de l'infection aux tissus péri-glandulaires ; le tissu cellulaire s'épaissit, se vascularise et à un moment donné, on voit survenir un véritable phlegmon périglandulaire. — Ce phlegmon ne s'étend généralement pas ; il gagne de proche en proche vers la muqueuse vulvaire et vient s'ouvrir à son niveau. L'ouverture se fait après mortification, par distension de la muqueuse vulvaire ; il y a une véritable perte de substance et presque toujours la malade conserve à ce niveau, soit une perte de substance étendue, soit une cicatrice vicieuse plus ou moins gênante ; enfin si l'ouverture se fait dans une des cavités voisines, rectum ou vagin, une fistule se produit qui, dans les cas franchement aigus, peut guérir spontanément, mais le plus souvent, persiste et révèle l'existence de l'infection glandulaire chronique.

On a signalé la *Bartholinite canaliculaire*, c'est-

à-dire limitée au conduit même de la glande, sans
extension vers les culs-de-sac. — A l'état aigu nous
n'avons eu l'occasion d'en observer aucun exemple,
à moins que l'on n'appelle ainsi la propagation d'une
vulvite aiguë à la cavité du conduit de Bartholin,
y amenant la présence du pus, mais sans déter
miner aucun symptôme d'acuité. C'est une suppuration analogue à celle que l'on rencontre dans
les follicules vulvaires, et présentant la même
marche chronique.

La marche aiguë de la bartholinite n'est, en effet,
que l'exception. Dans le plus grand nombre des
observations que nous avons eues sous les yeux,
nous avons trouvé une marche chronique, torpide.

Bartholinite chronique. — La bartholinite peut
être chronique secondairement, suite de l'état
aigu, mais le plus souvent, elle est chronique
d'emblée.

Elle s'établit à l'insu de la malade, c'est à peine
si de loin en loin, dans certaines conditions, elle
provoque un sentiment de tension, de gêne au
niveau de la petite lèvre, qui disparaît au bout
de quelques jours ; c'est au moment des règles ou
à la suite de rapports trop répétés que parfois se
montrent ces troubles passagers. — Dans la plupart des cas, il faut rechercher la bartholinite chronique pour la découvrir.

La glande est augmentée de volume, elle forme
au-dessous de la muqueuse un très léger relief
arrondi, régulier, d'une consistance plus grande
qu'à l'état normal. Lorsqu'on vient à saisir la
glande entre deux doigts, ce que l'on doit faire en
introduisant l'index à l'entrée du vagin et en re-

poussant en avant et en dehors la paroi externe de l'orifice vaginal, pendant que le pouce saisit au niveau de la petite lèvre, la région où se trouve normalement la glande, on sent une tumeur variant du volume d'une noisette à une noix. Elle est granuleuse à sa surface et rénitente, rarement fluctuante, mobile dans tous les sens et paraissant énucléable, donnant la sensation d'un véritable ganglion mobile. En exerçant une pression sur la glande, on fait sourdre, au niveau de l'orifice plus ou moins rouge du conduit excréteur, une goutte de mucus louche, de muco pus et souvent de pus concret et se détachant difficilement des bords de l'orifice.

Cet orifice lui-même est modifié dans sa couleur, il est rouge vif, présentant à tout son pourtour, une véritable collerette identique à celle que l'on trouve au pourtour des orifices folliculaires de la vulve, dans la blennorrhagie folliculaire congestive ; dans nombre de cas même cette vascularisation péri-canaliculaire peut aller plus loin ; il peut se faire une véritable desquamation épithéliale et même une ulcération. Cette ulcération est irrégulière, à bords indécis, présentant un fond grisâtre, avec quelques petites saillies plus ou moins rouges ; elle ressemble plutôt à une excoriation qu'à une véritable ulcération. Sa durée est longue, d'ordinaire égale à celle de la bartholinite et elle ne disparaît qu'avec elle. Sur cette ulcération, apparait souvent une collerette de petites végétations frangées, papillomateuses ; leur présence révèle presque à coup sûr l'existence de la bartholinite chronique.

Ces lésions présentent un danger sur lequel les auteurs ont, avec juste raison, insisté. Elles offrent une porte d'entrée largement ouverte aux inoculations. Les femmes qui, malgré leur bartholinite chronique, continuent à s'exposer à la contagion de la syphilis, du chancre mou, seront exposées à l'inoculation, par ce fait même, qu'au niveau de l'entrée vaginale, se trouve cette perte de substance de la muqueuse. En ce point souvent on trouve le chancre syphilitique, le chancre mou greffé sur l'ulcération simple de l'orifice des glandes vulvo-vaginales.

La bartholinite chronique peut être localisée, partielle, la glande elle-même peut rester indemne, et l'affection se localiser au conduit excréteur seul. Dans ces cas, la glande conserve ses caractères normaux, de volume et de consistance, mais le canal est augmenté de volume, et surtout, signe caractéristique, laisse écouler par la pression une gouttelette de pus. Lorsque cette gouttelette de pus est évacuée, si on presse sur la glande elle-même, on peut très facilement faire sourdre du mucus clair, transparent, normal, et qui démontre l'intégrité de la glande elle-même. La bartholinite canaliculaire est d'ordinaire double, et accompagne presque toujours la folliculite vulvaire.

Marche de la bartholinite chronique. — La marche chronique de la bartholinite est troublée par de véritables poussées subaiguës ; celles-ci sont presque constantes et, chez certaines femmes, se produisent un nombre considérable de fois. Ces poussées aiguës se montrent aussi bien dans la bartholinite chronique vraie, totale, que dans la bartholinite canaliculaire. Il semblerait que sous l'influence de causes que l'on connaît bien et que les femmes, surtout qui sont atteintes de cette affection, indiquent toujours, il se fait une congestion de la glande, du conduit excréteur ; celui-ci devient par turgescence, peut-être, insuffisant pour permettre l'évacuation du pus, et détermine ainsi l'accumulation du pus dans les culs-de-sacs glandulaires.

Quel que soit le mécanisme de ces poussées aiguës de la bartholinite chronique, elles sont pour ainsi dire constantes et peu de malades sont à l'abri de ces accidents. Le coït, surtout les excès de coïts, les désirs et les excitations sexuels sont les causes congestives les plus fréquentes de ces recrudescences, auxquelles il faut ajouter, la danse, l'équitation, le travail par la machine à coudre. Les époques menstruelles sont marquées aussi par une recrudescence de la bartholinite et certaines femmes à chacune de leurs règles sont atteintes inévitablement de poussée aiguë.

La durée de la bartholinite chronique est très prolongée et les poussées aiguës qu'elle a subies la prolongent encore. Pendant toute sa durée elle reste contagieuse, et surtout dans les conditions que je viens de relater. Le pus ou les traces de pus qui séjournaient dans les culs-de-sac, ou dans le conduit excréteur sont entraînés par les liquides plus abondamment sécrétés, et amenés ainsi à la surface de la muqueuse vulvaire où pourra se faire la contagion. Dans un coït froid et rapide, chez une femme, non à l'époque de ses règles, chez laquelle aucune raison de sécrétion vulvaire ne survient, même atteinte de bartholi nite chronique, les rapports peuvent ne pas être suivis d'inoculation, alors que dans des conditions différentes la même femme peut être l'origine de contagion blennorrhagique.

Martineau, à cet égard, donne une observation des plus intéressantes : « Chez une de mes malades, dit-il, l'évolution de la bartholinite chronique, était des plus caractéristiques. La recrudescence coïncidait avec le coït qui avait lieu à des époques assez éloignées : Il s'agit d'une dame âgée de 26 ans, ayant contracté la blennorrhagie du fait de son mari. La blennorrhagie était vulvo-vaginale et uréthrale. La glande vulvo-vaginale droite était aussi le siège de la blennorrhagie. Cette dame était venue me consulter après avoir subi un traitement des plus variés. Son médecin la considérait comme guérie. Tous les deux ou trois mois, deux ou trois jours après un rapport sexuel, une grosseur, me disait-elle, survenait à droite de la vulve ; cette grosseur était douloureuse pendant 4 à 5 jours, puis disparaissait après un écoulement de liquide purulent et sanguinolent.

Chez cette dame, je constatai tout d'abord que la blennorrhagie dont elle était atteinte depuis 2 ans environ n'était pas guérie. Il existait deux à trois follicules uréthraux et pré-uréthraux saillants et purulents, un écoulement séro-purulent uréthral, alors que la malade n'avait pas uriné depuis plusieurs heures, et deux à trois follicules vulvaires, rouges, saillants, près de l'orifice du canal excréteur de la glande vulvo-vaginale gauche. L'orifice de cette glande était de même rouge et purulent, la pression faisait sortir une gouttelette de pus. La glande vulvo-vaginale droite était légèrement volumineuse, douloureuse. Au-dessous de l'orifice normal, à un centimètre environ, existait un point rouge qui n'était autre que l'orifice d'un trajet fistuleux faisant communiquer ce point avec le canal excréteur de la glande ; un stylet très fin parcourait ce trajet et son extrémité sortait par l'orifice glandulaire normal… Cette observation est de plus un exemple remarquable de la contagion persistante de l'affection blennorrhagique. Toutes les fois que le coït était pratiqué quelques jours après la cessation de phénomènes aigus de la bartholinite, la blennorrhagie apparaissait chez le mari. Il était bien difficile de ne pas attribuer à la contagion, due à la femme, cette apparition de l'affection gonorrhéique chez ce dernier : car, celle-ci une fois guérie, il était impossible d'en constater la trace, le canal uréthral était sain ; j'ai appris, en outre, que si le mari avait des rapports sexuels avec une autre femme, la blennorrhagie ne survenait pas, tandis qu'elle apparaissait dès qu'il avait un rapport sexuel avec sa femme. »

La terminaison de la bartholinite chronique est variable. Tantôt elle peut persister indéfiniment, tantôt à la suite d'une poussée aiguë, se fait une ouverture spontanée ou artificielle par le bistouri du chirurgien, puis s'établit une fistule.

La fistule peut provenir de la glande elle-même ou du conduit excréteur. Dans nombre de cas de bartholinite limitée au canal excréteur, la poussée aiguë peut se limiter en ce point. Un abcès se forme au niveau du conduit seul, et la fistule qui en résulte prend pour point de départ la cavité canaliculaire ; le canal revêt alors la forme d'un Y dont la branche unique se continue avec la glande elle-même, tandis que des deux branches, l'une est l'orifice normal du canal tandis que l'autre est l'orifice fistuleux anormal. A l'union de ces deux branches, se trouve une cavité plus ou moins bien délimitée, ampullaire.

Une autre disposition plus commune peut se produire. La muqueuse comprise entre les deux branches de l'Y a disparu, s'est éliminée de sorte que la cavité de l'abcès canaliculaire s'est trouvée étalée, et que la paroi même du canal n'existe plus. — Il en résulte une cicatrice très caractéristique, sur laquelle les auteurs ne semblent pas avoir suffisamment attiré l'attention. Le sillon qui sépare la petite lèvre des caroncules myrtiformes persiste et présente au point où était autrefois l'orifice normal de la glande un petit bourrelet en saillie, en forme de croissant dont la concavité regarde en dehors, les cornes du croissant, se continuant avec les bords d'une entamure cicatricielle, blanc gris, dont l'extrémité interne se cache sous le bourrelet formant un pont falciforme, il existe en ce point un véritable cul-de-sac. — L'orifice de la glande est à la partie moyenne à peu près de la surface cicatricielle, dans quelques cas, il se dissimule au-dessous du repli falciforme, et peut alors devenir très difficile à découvrir. Cette disposition cicatricielle de la bartholinite est souvent double, et existe des deux côtés. — Parfois d'un côté, on peut la trouver tandis que de l'autre, on peut rencontrer toutes les dispositions de fistules suppurantes.

Lorsqu'il y a une fistule glandulaire on rencontre son orifice tantôt, et le plus souvent, au voisinage de l'orifice naturel tantôt à quelques millimètres au-dessus de ce dernier, dans le sillon qui sépare l'hymen ou les caroncules myrtiformes de la petite lèvre correspondante, à 1 ou 2 centimètres des caroncules et à un travers de doigt de la commissure postérieure du vagin. Il est plus rare de le trouver dans le pli nympho-labial (Observation de Maréschal, thèse 1873), exceptionnellement, il siège sur la grande lèvre. L'orifice est d'ordinaire dans ces cas, taillé à l'emporte pièce, et le trajet très court. Il se révèle par la présence de la gouttelette purulente ; parfois il surmonte une véritable poche de pus, nullement douloureuse, et souvent méconnue dont on peut faire jaillir le liquide par la pression. — J'en ai eu sous les yeux pouvant contenir un verre à liqueur de pus sans que les malades en ressentissent le plus léger trouble.

La fistule peut être complète, et dans ce cas, présente les modifications les plus variables ; — en rapport avec le nombre des trajets, avec les cavités naturelles dans lesquelles s'ouvrent le ou les orifices.

Les fistules complètes vulvaires peuvent s'ouvrir sur les deux faces de la petite lèvre, et déterminer une véritable perforation du repli. Il peut même arriver que cette perforation s'épidermise, se cicatrise, et il reste une fistule au niveau de l'orifice normal de la glande et une perte de substance cicatrisée de la petite lèvre.

L'ouverture peut siéger au niveau du périnée, au niveau de la fourchette ; la fistule peut être recto-vulvaire ou recto-vulvo-périnéale ; enfin vulvo-vaginale.

Dans les cas de fistules recto-vulvaires, l'orifice rectal siège soit immédiatement au-dessus du sphincter, soit à 4 centimètres au-dessus de l'orifice anal ; il se révèle à l'examen direct par une petite saillie de la muqueuse, rouge vif, flottant quelquefois, plus au moins développée et au sommet de laquelle se montre une petite gouttelette purulente. — Généralement, ces fistules sont de très petit calibre, et il est rare qu'elles donnent passage aux matières fécales. Les gaz seuls, si le trajet n'est pas trop sinueux, s'il ne présente pas de coudures brusques, peuvent se faire jour au niveau de la vulve. — C'est cet inconvénient qui incommode le plus les malades et les amène à réclamer les secours de la chirurgie.

Les fistules recto-vulvo-périnéales ne présentent aucune particularité à signaler et ont des variétés de siège et de trajet presque aussi nombreuses que les sujets qui les portent. — On y remarque d'ordinaire plusieurs orifices.

Enfin la fistule vulvo-vaginale paraît la plus rare de toutes les terminaisons de la bartholinite. Fauvel n'en a jamais rencontré d'observation et considère comme cause de cette rareté l'épaisseur de la paroi du canal vaginal, et peut-être aussi, de ce côté « la suppuration est-elle arrêtée par l'expansion qu'envoie l'aponévrose moyenne du périnée à l'orifice vulvaire ».

J'ai eu l'occasion de rencontrer un exemple de cette terminaison rare. L'orifice de la fistule s'ouvrait sur la partie latérale du vagin, à un centimètre à peu près en arrière des débris de l'hymen. A son niveau, existait une petite ulcération à bords irréguliers, et l'écoulement du pus jaune verdâtre était intermittent. Il était nécessaire pour le provoquer de presser au niveau du trajet qui paraissait dilaté et formait une petite poche où le pus s'accumulait avant de se faire jour par l'orifice vaginal.

Le trajet fistuleux varie suivant les cas ; il peut être long, sinueux, parfois, au contraire, très court ; c'est ainsi que dans une fistule vulvo-rectale que j'ai eue sous les yeux, les deux muqueuses rectale et vaginale, semblaient se continuer l'une avec l'autre sans pour ainsi dire de trajet intermédiaire.

Le diagnostic sera le plus souvent facile et la présence du pus décèlera l'orifice fistuleux ; celui-ci peut être extrêmement petit, situé loin de la glande indurée, ne pas donner de pus au moment de l'examen, enfin être dissimulé sous un repli cicatriciel qui le recouvre. Dans ces cas, sa recherche est plus délicate.

La sonde cannelée rend de grands services pour reconnaître le trajet, et aussi l'ouverture cavitaire des fistules complètes. Comme celles-ci sont très étroites, que leur trajet est souvent sinueux elles ne donnent passage qu'à du pus et fréquemment une fistule vulvo-rectale n'est découverte que par l'exploration directe à la sonde cannelée ou mieux encore avec un fin stylet.

On les confondra difficilement avec d'autres lésions, et les commémoratifs permettront, presque toujours, de leur attribuer leur véritable origine. Fauvel, dans sa thèse, les différencie des fistules osseuses dues à une lésion de l'ischion, nous croyons qu'il est difficile de les confondre.

Peut-on reconnaître si l'on a affaire à une bartholinite simple ou à une bartholinite blennorrhagique. Ce seront les symptômes concomitants, les lésions de voisinage, qui permettront de faire le diagnostic. La bartholinite chronique et surtout fistuleuse est, dans la très grande majorité des cas, blennorrhagique et de plus on trouvera toujours, soit du côté de l'urèthre, du côté de la vulve, ou du côté des follicules, des lésions qui permettront de connaître la nature de la suppuration glandulaire.

On a voulu, dans les caractères du pus, trouver des éléments de diagnostic. Le gonocoque paraît encore un des meilleurs signes de la nature blennorrhagique. Cependant on a pu dire qu'on le trouvait même à l'état normal dans les sécrétions vaginales, vulvaires et que, par suite, il pourrait très bien se cultiver dans du pus simple de la glande de Bartholin, sans y avoir été apporté par la contagion.

Le pus blennorrhagique serait acide (Martineau); ce caractère n'aura que peu de valeur pour les liquides vaginaux qui sont acides normalement (Ménière d'Angers); mais pour les sécrétions de la glande vulvo vaginale, d'une autre réaction à l'état sain, l'acidité de son écoulement pourra peut-être plaider en faveur de la blennorrhagie. Ce signe diagnostique n'aurait, pour R. Fauvel, qu'une valeur problématique.

Traitement de la bartholinite aiguë. — Le traitement de la bartholinite aiguë est celui de toutes les affections aiguës. Proscrivant les cataplasmes, que réclame encore M. Lutaud dans son livre sur les maladies des femmes, pendant la première période, on se trouvera bien des compresses humides, trempées dans une solution d'acide borique, de sublimé plutôt, maintenues chaudes et humides en permanence par un taffetas gommé. Quelques auteurs ont prescrit l'onguent napolitain, les pommades dites résolutives à l'iodure de potassium, de plomb, etc., je ne crois pas qu'elles aient jamais amené une résolution quelconque. — A cette même période, on conseillera les grands bains chauds, prolongés, les injections chaudes; on usera avec avantage des purgatifs salins, auxquels on adjoindra des antiseptiques intestinaux, le naphtol, le salicylate de bismuth, etc.

Lorsque la suppuration sera manifeste, ne pas attendre l'ouverture spontanée. — S'il s'agit d'une bartholinite limitée au conduit excréteur, on pourra se contenter de débrider ce conduit, ainsi qu'on le fait dans la dacryocystite ; on pourra employer le couteau de Stilling et transformer ainsi le conduit en une surface plane qu'il sera facile de désinfecter. S'il s'agit d'un abcès de la glande elle-même, le traitement devra être beaucoup plus radical.

Les auteurs, pour la plupart, se sont contentés de dire qu'il suffisait d'ouvrir la collection purulente, d'évacuer le pus et de laisser la cicatrisation se faire. Ceci est une erreur, la cicatrisation ne se fait pas et on transforme une bartholinite aiguë en une bartholinique chronique avec fistule borgne externe.

Cette terminaison malheureusement constante

de l'incision simple de l'abcès vulvo-vaginal a
amené les auteurs à rechercher des moyens parfois suivis de succès, mais parfois aussi infidèles
pour empêcher l'établissement ou déterminer la
fermeture de ces fistules. — C'est ainsi que l'on
a prescrit de faire immédiatement après l'incision de l'abcès un attouchement attentif de toute
la cavité avec un pinceau trempé dans de la tein-
ture d'iode pure ; procédé extrêmement douloureux et qui ne met pas toujours à l'abri de la
fistule.

On a préconisé aussi l'alcool, puis le chlorure
de zinc au 10e, le nitrate d'argent, soit en solution
concentrée, soit sous forme de crayon ; enfin de
Sinéty a conseillé et expérimenté l'eau oxygénée
qui paraît lui avoir parfois réussi.

On pourra, pendant la période aiguë, essayer
quelques-uns de ces procédés, ils ne présentent
aucun danger, cependant il faut bien savoir que
dans la grande majorité des cas, ils n'évitent pas
la fistule. — Et nous ne saurions mieux faire que
de suivre les principes de J. L. Petit, en conseil-
lant de faire d'emblée « la grande opération »
comme il le conseille dans les abcès de la marge
de l'anus, pour éviter la fistule ultérieure, et de
recommander la conduite que nous suivons toujours en pareil cas, c'est-à-dire l'ablation du conduit et de la glande elle-même.

C'est le conseil qui a été donné pour amener la
guérison des fistules, lorsque celles-ci se sont établies, c'est celui qui devra être suivi pour prévenir cette complication, pour ainsi dire constante,
de l'abcès vulvo-vaginal, qui en augmente la

gravité, le danger et la durée. — Contre la fistule, on a essayé de détruire le trajet par des cautérisations, soit avec des caustiques, soit avec le galvano ou le thermo-cautère, mais ces essais, pour quelques succès qu'ils ont donnés, ont été suivis de trop de désillusions pour qu'il soit sage de recommander de les tenter de nouveau.

Traitement de la bartholinite chronique. — C'est à l'*ablation totale du trajet et de la glande*, qu'il faut avoir recours, si l'on veut obtenir une guérison prompte et définitive de la bartholinite aiguë et surtout chronique.

On a décrit diverses méthodes pour mener à bien cette petite opération qui demande à être faite avec soin.

Huguier pénétrait d'emblée dans la glande, et pour cela, il faisait un pli tranversal à la muqueuse vulvaire, au niveau de la tumeur et d'un coup de bistouri, transperçait la base du pli et la fendait d'arrière en avant. Il opérait ainsi au moyen d'une incision verticale, pratiquée dans le pli qui séparait les caroncules de la petite lèvre ; puis il disséquait chaque moitié de la glande et l'enlevait assez difficilement. Il avait en effet peu de jour, et de plus il pouvait craindre de blesser le bulbe, limitant en haut la loge glandulaire, d'où le danger d'hémorragies graves.— Une de ces opérées a failli succomber à un accident de cette nature.

R. Fauvel, dans sa thèse, donne deux procédés que nous transcrivons ici. La malade étant chloroformée, on introduit dans le trajet fistuleux ou dans le conduit excréteur suppurant, un fin stylet puis on fait à la vulve une incision de 4 centimè tres, à concavité dirigée en haut et en dedans, partant du pli qui sépare les caroncules myrtiformes de la petite lèvre. Cette incision doit être faite couche par couche, muqueuse, tissu cellulaire sous-muqueux, aponévrose superficielle du périnée, muscle constricteur du vagin, presque perpendiculairement à la direction de ses fibres, et l'on arrivera à la glande en écartant les veines que l'on peut rencontrer. Le trajet est resté isolé sur le stylet lorsque celui-ci a pu être introduit. La glande est alors disséquée et enlevée. Le dernier temps de l'opération est souvent d'une grande difficulté, à cause de la situation profonde de l'organe et de l'écoulement du sang. Aussi, dans un deuxième procédé, l'auteur cherche-t-il à rendre la glande pour ainsi dire superficielle et à éviter ainsi les vaisseaux qui peuvent être lésés au niveau de la face interne des petites lèvres. — Il cherche à atteindre la glande par derrière en quelque sorte. Pour ce faire il conseille une incision rectiligne sur la face externe de la grande lèvre, longue de 4 centimètres, longeant le bord interne de la branche ascendante de l'ischion ; la glande malade est poussée dans la plaie par l'index gauche introduit à l'entrée du vagin, saisie par une pince de Museux et très facilement énucléée après dissection. Dans ce procédé, aucun danger d'hémorragie, et beaucoup plus grande facilité pour l'extirpation du corps glandulaire. Tel est le procédé que met en usage et que conseille R. Fauvel. Le trajet fistuleux après l'ablation de la glande est abandonné à lui-même, ou incisé au bistouri ou au thermocautère ; sa cicatrisation se fait très rapidement.

Dans tous les cas où j'ai fait l'ablation des glandes de Bartholin, je me suis toujours contenté d'une incision sur la face interne de la petite lèvre, faite directement sur la glande indurée, puis ayant saisi celle-ci avec une pince de Museux, j'ai disséqué très facilement le petit corps glandulaire induré. Lorsque j'ai eu une hémorragie un peu abondante, et surtout une menace d'hémorragie post-opératoire, il m'a toujours suffi de placer des points de suture profonds, comprenant toute la hauteur des lèvres de mon incision pour voir cette hémorragie s'arrêter.

Avec des sutures, on doit obtenir une réunion par première intention. Le trajet peut ainsi être enlevé en même temps que la glande, ce qui peut être difficile si l'on emploie l'incision de Fauvel. J'ajouterai que l'incision à la face externe des grandes lèvres donne lieu à une cicatrice plus visible que celle qui résulte de l'incision de la face interne des petites lèvres ou logée dans le sillon vulvo-vaginal ; cette considération pour une certaine classe de malades présente une certaine importance.

Lorsqu'il existe des fistules complètes s'ouvrant dans le vagin, dans le rectum, au périnée, les méthodes opératoires varieront avec chacune d'elles et je ne puis que renvoyer à ce que j'ai dit au sujet des fistules. suite de vulvite folliculaire.

2. Blennorrhagie uréthrale chronique.

Fréquence de l'uréthrite — Après l'utérus l'urèthre est le siège le plus fréquent de la blennorrhagie chronique chez la femme. Cette vérité qui actuellement ne peut plus faire doute est loin d'avoir toujours été reconnue. C'est ainsi que Swediaur, Cullerier, Langlebert la considèrent comme très rare. Martin et Belhomme sur 1607 malades examinées à Saint-Lazare, pendant l'année 1859, disent n'avoir trouvé que 112 femmes atteintes d'uréthrite. De même, à Vienne, Wiebert, sur 175 cas de blennorrhagie féminine n'a reconnu que 29 fois la localisation uréthrale. A ces assertions on peut trouver des explications qui permettent de comprendre pourquoi elles se trouvent en opposition formelle avec d'autres auteurs tels que Bell, Ricord, Guérin, Rollet, Bumstead, Chéron, Fournier, Jullien, qui tous s'accordent à regarder l'uréthrite chez la femme comme la lésion la plus fréquente de l'infection blennorrhagique. Fournier, cité par Jullien, a relevé le tableau suivant dans ses registres de l'hôpital de .Lourcine.

Sur 434 malades atteintes de blennorrhagie on trouvait :

Vaginite	176
Uréthrite	150
Vulvite	22
Uréthro vaginite	81
Vulvo-uréthrite	5
	434

Ce qui faisait 262 uréthrites sur 434 malades ; on voit l'énorme fréquence de cette lésion.

Une des causes qui ont le plus contribué à faire admettre la rareté de l'uréthrite, c'est que les auteurs ne recherchaient et ne regardaient comme telle que l'uréthrite aiguë laissant inaperçue l'uréthrite chronique.

Celle-ci, en effet, peut se dissimuler avec la plus grande facilité et il n'est pas de fille, qui, ayant été atteinte de blennorrhagie uréthrale aiguë et conservant un écoulement chronique, ne sache le dissimuler aux yeux des médecins, même les plus sagaces. Il faut examiner les filles sans leur permettre aucune précaution, les prendre à l'improviste, et avant qu'elles aient pu se préparer. On peut et seulement ainsi se rendre compte de l'extrême fréquence de la blennorrhagie.

M. Chéron donne comme rapport de l'uréthrite aiguë à l'uréthrite chronique 1/5, nous croyons ce chiffre encore trop faible. J'ai constaté certains jours où j'ai pu examiner un nombre assez grand de femmes arrêtées, sans qu'elles aient été prévenues de l'examen qu'elles allaient subir, sans qu'elles aient été quittées de l'œil un instant, que sur vingt femmes, quinze au moins étaient atteintes d'uréthrites ou de lésions dépendant d'anciennes uréthrites.

La recherche de l'écoulement est, en effet, assez délicat par lui-même, et d'autre part, il suffit de bien peu de chose pour le tarir momentanément ; si bien qu'un observateur qui l'a constaté peut parfois ne plus parvenir à le montrer quelques secondes après. L'écoulement peut ne consister qu'en une goutte de pus plus ou moins concret, épais, caché dans les profondeurs de l'urèthre et qui, une fois éliminé, mettra plusieurs heures pour se reproduire.

Cette pauvreté de production du pus explique comment la contagion de la blennorrhagie pour l'homme est beaucoup moins fréquente qu'on ne pourrait le penser en considérant le nombre considérable de prostituées en permanence atteintes de blennorrhagie uréthrale.

La blennorrhagie uréthrale peut être seule, elle peut aussi accompagner toute autre manifestation de l'infection. — Souvent, seule, cependant elle peut rester telle sans inoculer les parties voisines ; dans ce cas elle peut être considérée comme causée par une inoculation directe au moment du coït. Cette uréthrite d'inoculation peut être aiguë, mais le plus souvent elle est d'emblée chronique. Elle peut être secondaire et succéder à une vulvite, à une vaginite dont le pus aurait inoculé l'urèthre ; pour Jullien, ce serait le mécanisme le plus fréquent ; je ne saurais souscrire à cette opinion ; ce n'est pas cependant par la statistique que l'on pourrait la réfuter, elle est pour ainsi dire impossible à faire — pour de multiples raisons. L'uréthrite chronique peut n'être que le reliquat d'une antérieure généralisation génitale de la blennorrhagie et la malade dont on constate l'intégrité vaginale ou vulvaire, peut ne pas avoir connu la vaginite et la vulvite antérieure et par suite faire ranger dans la classe d'uréthrite d'emblée, une uréthrite secondaire et inversement. — De plus les statistiques, que l'on peut tirer des diagnostics pour lesquels les femmes, du dispensaire, sont internées à Saint-Lazare, ne peuvent non plus éclairer cette question. Sur ces diagnostics, on ne met pas tout ce dont est atteinte la malade, on se contente parmi toutes les lésions qu'elle présente d'en noter une seule qui autorise son internement et les autres sont passées sous silence. Ainsi une femme a une uréthrite et des syphilides muqueuses, on peut très bien ne mettre comme diagnostic que la syphilis. — Cette femme, si on relevait ces chiffres ne pourrait être placée parmi les blennorrhagiques. D'autres exemples pourraient être choisis facilement. J'ajouterai encore que l'uréthrite est l'affection que les femmes savent et peuvent le mieux cacher aux yeux et que souvent chez ces malades envoyées pour d'autres raisons, ce n'est que deux ou trois jours après leur entrée dans mon service qu'il m'est permis de constater inopinément la goutte révélatrice. — Cette femme encore dans la statistique du dispensaire ne peut figurer pour les uréthrites blennorrhagiques.

L'opinion que je soutiens est aussi celle que défendit Martineau qui, sur plus de deux mille cas « n'a observé aucun cas où l'uréthrite fît défaut, alors qu'il existait, soit une vaginite, soit une vulvite blennorrhagique ».

L'uréthrite blennorrhagique peut, chez la femme, occuper deux sièges différents, simultanément atteints, dans nombre de cas, ils peuvent aussi l'être isolément.

L'*uréthrite vraie* occupe le canal de l'urèthre depuis l'orifice jusqu'aux 2/7 à peu près du canal ; la *præuréthrite* siège dans les glandes qui bordent le méat.

Præuréthrite blennorrhagique. — La præuréthrite a été surtout bien décrite par

Guérin, de Sinéty, et surtout par Martineau et ses élèves Boutin, Guédeney, Lormand, Hamonic. — Elle siège dans ces petites glandes qui ont été depuis longtemps décrites par Astruc ; faisant partie du groupe des follicules de la vulve, par leur situation, et surtout leur pathologie spéciale, elles méritent une description particulière.

« Les follicules prostatiques, dit Lormand, ou prostates (c'est le nom que leur donnait autrefois Astruc et que Lormand conserve dans sa description) sont situés presque symétriquement de chaque côté du méat à 3 ou 4 millimètres des bords de l'orifice, sur le trajet d'une ligne horizontale qui le séparerait en deux parties ; cette disposition est cependant relativement peu fréquente ; le plus souvent ils sont situés au fond de sortes de lacunes placées de chaque côté de la partie inférieure du vestibule. D'autres fois on les rencontre sur les parois même de l'orifice uréthral, souvent aussi on ne les observe pas, ils sont remplacés par des cavités lacunaires qui entament l'orifice de l'urèthre. Leur longueur est également très variable. Tandis que, dans quelques cas, on peut introduire un stylet très fin à une profondeur d'un centimètre, dans d'autres, c'est seulement à 4 ou 5 millimètres que l'on peut faire pénétrer l'instrument ; parfois même le stylet le plus fin ne peut nullement être introduit. De ce fait cependant, on ne peut rien préjuger pour la longueur des follicules, car leur disposition n'est pas celle d'un tube dont les parois seraient lisses. — Sur des pièces disséquées, sur lesquelles les follicules avaient 7 à

8 millimètres de longueur, il nous a été facile de voir, que les parois étaient tapissées de quelques rares dépressions, petites lacunes, ouvertures glandulaires, dirigées dans le sens de l'orifice du follicule lui-même, et dans lesquelles l'extrémité du stylet peut ainsi buter et s'arrêter de même que les petites sondes dans l'urèthre de l'homme, peuvent être arrêtées parfois par l'orifice des glandes qui en tapissent les parois. » J'ajouterai à cette description que, dans nombre de cas, il m'a été donné de constater que l'orifice de ces follicules, se trouvait placé, au sommet d'une petite crête muqueuse, pédiculée, flottante et formant une sorte de caroncule bien délimitée, dont l'intérieur était occupée par la lacune glandulaire. Cette disposition donne à l'orifice uréthral lui-même un aspect particulier; il paraît bifide, une sorte de sillon marque son bord inférieur et de chaque côté s'élève les deux petites saillies flottantes. Cette disposition rappelle en petit, l'orifice vaginal bordé de ses caroncules myrtiformes. Ces petites saillies sont généralement au nombre de deux, parfois trois. Dans ce dernier cas, il semble qu'une des saillies principales a subi une division secondaire. Leur bord est, en effet, frangé, dentelé, irrégulier et on peut s'expliquer ainsi qu'une échancrure de ce bord, peut arriver à présenter des dimensions telles, qu'elle divise la caroncule dans toute sa hauteur et paraît multiplier le nombre des saillies principales. A l'état normal ces follicules secrétent un mucus transparent et filant, analogue à celui que l'on fait sourdre des glandes de Bartholin et que l'on peut chasser par la pression

entre deux doigts, en pinçant délicatement le corps même du follicule.

Le volume de ces petites glandes est celui d'une très petite tête d'épingle. Les orifices sont circulaires. Les petites glandes sont sphériques ou ovalaires. Une couche celluleuse les entoure et leur fait une sorte de coque, qui s'hypertrophie sensiblement et peut, dans certains cas, devenir très résistante, lorsqu'elles sont le siège d'une irritation chronique. De chaque conduit excréteur partent les divisions qui se terminent par un ou plusieurs gros utricules inégaux, irréguliers et souvent bosselés. Dans quelques cas on trouve ces culs-de-sac distendus et transformés en kystes par oblitération du conduit excréteur. Les canaux excréteurs sont tapissés par un épithélium prismatique qui, au niveau des culs-de-sac, prend les caractères de l'épithélium pavimenteux. Les cellules épithéliales sont appliquées sur une tunique amorphe, entourée par une couche externe cellulo-fibreuse, qui constitue comme une enveloppe extérieure à la glande.

Lorsque ces glandes sont atteintes de blennorrhagie, on constate une augmentation de consistance du follicule lui-même ; si la glandule était pédiculée, en la prenant entre le doigt, on sent dans l'épaisseur même du mince lambeau flottant, un petit corps arrondi, plus consistant, donnant la sensation d'un petit grain de plomb sous-muqueux. Rarement aiguë, l'uréthrite prœuréthrale, détermine cependant, au niveau de l'orifice glandulaire, l'apparition d'une coloration un peu plus vive ; il semblerait que la muqueuse est plus rouge, surtout au niveau de l'orifice lui-même où j'ai pu retrouver ce petit cercle vasculaire que j'ai signalé dans la folliculite chronique de la vulve. — Le seul signe caractéristique, et celui sur lequel je dois insister un peu, c'est la présence du pus dans la cavité de la glande prœuréthrale. Ce pus ne se révèle pas spontanément ou tout au moins cela est très exceptionnel ; il faut aller à sa recherche, il faut le découvrir, il faut l'extraire de sa retraite. — Il suffit de prendre entre deux doigts le follicule lui-même, ce qui est facile s'il est pédiculé, un peu plus délicat s'il est cessile, puis d'exercer doucement une pression progressive des culs-de-sac vers l'orifice, sans comprimer cet orifice lui-même. Cela est important, on écraserait entre les doigts, la gouttelette de pus que l'on a ramenée et lorsqu'on regarderait on ne la trouverait plus, le diagnostic ne pourrait être fait. — Il faut se contenter, quand on a pressé le cul-de-sac de maintenir l'orifice béant par une sorte d'écartement des bords, provoqué par les doigts, puis de regarder dans le follicule lui-même ; on voit alors un point blanc, blanc-jaunâtre, qui occupe le petit cratère ainsi présenté ; cet aspect suffira pour donner le droit d'affirmer la blennorrhagie. Chercher à extraire complètement cette gouttelette purulente serait parfois inutile, on n'y parviendrait pas, et ce n'est que par le lavage avec une petite seringue très fine, une véritable aiguille que l'on peut arriver à l'enlever.

Lorsque l'on a fait le lavage de la cavité glandulaire, on ne retrouve plus de pus avant un certain temps, il faut parfois plusieurs jours pour qu'il se reproduise.

La marche de la proouréthrite est essentiellement chronique, elle ne donne lieu à aucun symptôme ; la femme ignore toujours son existence, à moins qu'on ne l'ait prévenue ; elle ne détermine, ni cuisson, ni douleur, ni écoulement suffisant pour qu'il puisse être constaté sur le linge. C'est une lésion qu'il n'est donné qu'au médecin de constater, par un examen attentif et cette constatation peut présenter une importance considérable. Cette proouréthrite a pu être l'occasion de nombreuses chaudepisses masculines, passer imperceptible aux yeux du médecin et le conduire à donner des certificats d'intégrité à des femmes bel et bien responsables de l'inoculation, dont on les accusait.

Parfois, existant comme seule manifestation ultérieure d'une blennorrhagie que l'on suppose guérie, elle a souvent passé inaperçue et conduit à de fâcheuses erreurs de diagnostic.

La marche torpide, latente de la proouréthrite n'est cependant pas constante et on a signalé, mais très exceptionnellement des poussées aiguës. Sous l'influence d'une excitation locale ignorée, un de ces follicules s'enflamme, le tissu cellulaire qui entoure le conduit glandulaire prend part à l'inflammation, et il se forme du pus ; un petit abcès véritable est constitué, il y a folliculite et péri-folliculite. Le pus collecté cherche à se faire jour à l'extérieur. L'ouverture pourra se faire au niveau de la muqueuse vestibulaire et cette ouverture pourra donner lieu à la formation d'une véritable fistule borgne, dont la durée pourra être très prolongée. « Mais si le pus ne s'écoule pas au dehors par les lacunes, il s'ouvre insensiblement un chemin dans l'urèthre ou dans le vagin. » (Astruc.) Je n'ai jamais observé ces dernières terminaisons par fistule prostato-uréthrale et prostato-vaginale, aussi je me contente de les signaler.

Une terminaison qui semble moins rare est la production d'une fistule folliculo-vestibulaire, ou péri-uréthrale (Martineau). Dans ces cas, le pus se fait jour en un point plus ou moins éloigné de l'orifice normal du follicule, et laisse un véritable pont entre cet orifice accidentel et l'orifice normal. Au-dessous il est possible, dans certains cas, de passer un fin stylet qui rencontre vers la partie moyenne, une véritable cavité, siège de l'abcès primitif. Les fistulettes n'ont aucune tendance à guérir spontanément et peuvent durer de longues années.

Enfin Lormand (*France médicale*, 1893) a décrit une variété de fistule vestibulo-uréthrale. Chez la malade, le pus sortait de l'orifice uréthral par la pression et aussi des deux follicules péri-uréthraux. « Continuant à exprimer le liquide purulent et l'essuyant à mesure, on vit bientôt que le follicule du côté droit est épuisé, celui du côté gauche, au contraire, fournit du pus, tant que l'orifice uréthral en laisse échapper. Prenant une seringue d'Anel, remplie d'une solution de permanganate de potasse, on l'introduit dans l'orifice, la petite canule pénètre facilement et en pressant le piston, on voit tout le liquide coloré venir par l'urèthre et non par l'orifice du conduit glandulaire. Du côté opposé, la canule ne pénètre même pas. Un stylet d'argent très fin introduit dans le trajet fistuleux, pénètre à 15 millimètres. Le stylet étant en place, un explorateur olivaire est introduit dans l'urèthre et donne à un centimètre et demi de l'orifice, la sensation de la présence d'un petit corps dur, qui n'est autre que l'extrémité du stylet. »

Ces diverses explorations peuvent renseigner sur le trajet, l'étendue des fistules dues à la suppuration et à l'ouverture anormale des abcès de la prouréthrite. Dans certains cas, on peut trouver l'orifice du follicule érodé, ulcéré, d'ordinaire dans une petite étendue, petite ulcération circulaire, grisâtre, à bords nets et tenant surtout au contact permanent avec le pus. Il faut craindre de confondre ces petites érosions superficielles avec un chancre mou, ou un chancre induré; l'évolution, la guérison rapide par le traitement approprié permettront, dans la majorité des cas, de faire ce diagnostic en général facile.

Le traitement de la prouréthrite doit être très radical. Il faut se rappeler que ces lésions, petites mais profondes, sont difficilement accessibles aux modificateurs qu'on peut appliquer à leur niveau; faire pénétrer un liquide, dans ces très petites lacunes est difficile, et de plus, l'enduit purulent qui en tapisse les parois, s'oppose au contact réel des liquides qu'on a pu faire pénétrer. On a proposé au moyen de la sonde d'Anel, de faire pénétrer quelques gouttes de solution concentrée de chlorure de zinc, de permanganate de potasse, d'acide phénique. Nous avons nous-même, mais en vain, tenté d'obtenir des guérisons avec la solution de sublimé. Les cautérisations avec le nitrate d'argent n'ont pas été suivies de meilleur résultat.

Le seul traitement réellement efficace se résume en *la destruction du follicule lui-même*.

L'excision du follicule, méthode rapide, facile, lorsque la glande prœuréthrale est nettement pédiculée, peut paraître un peu moins simple dans le cas contraire. Il suffit, dans le premier cas, de saisir avec une pince à griffe la caroncule flottante, puis rapidement d'un coup de ciseau d'exciser tout le pli muqueux. On sera obligé, dans la plupart des cas, d'enlever les deux follicules. On pourra, si la malade n'est pas trop sensible, faire ensuite un point de suture tout à fait superficiel, de façon à hâter la cicatrisation ; mais ce n'est nécessaire réellement que si par hasard, l'excision était suivie d'un écoulement de sang un peu abondant. Dans le cas de fistules complètes ou incomplètes, c'est encore à ce procédé radical que nous avons eu recours et qui nous a constamment donné le meilleur résultat. Pour atténuer la douleur assez vive résultant de la section par les ciseaux, on peut sans inconvénient faire l'anesthésie préalable au niveau du pédicule avec une ou deux gouttes de cocaïne, injectées sous la muqueuse. Lorsque les follicules ne sont pas pédiculés, il faudra soulever la muqueuse et former un véritable pli contenant le follicule et sectionner à la base ; il est alors plus indiqué de fermer la petite perte de substance par un point de suture.

Lorsque l'on a affaire à des malades qui redoutent une incision, même minime, on peut avoir recours à un procédé en apparence moins douloureux, et moins effrayant pour les malades, à la cautérisation soit par le thermo soit par le galvano-cautère. Le thermo-cautère présente deux inconvénients qui m'ont fait rejeter son emploi. Les pointes dont il est armé sont généralement assez grosses, même les plus fines ; elles sont arrêtées par les bords de l'orifice, rétréci encore par la cautérisation, et elles ne pénètrent pas jusqu'au fond du cul-de-sac glandulaire, d'où destruction incomplète et par suite inefficace. De plus on est forcé d'introduire la pointe rougie dans le follicule ; quelque courageuse que soit la malade, il est rare qu'à ce moment, elle ne fasse pas un mouvement et par suite ne rende pas très difficile, pour le chirurgien, l'application exacte de la pointe dans l'orifice glandulaire lui-même.

Le galvano-cautère n'a pas tous ces inconvénients. Les petites pointes de platine peuvent être aussi petites que nécessaires et introduites à froid, on peut les appliquer soigneusement au contact avec toute la paroi glandulaire avant de faire passer le courant. La rapidité de la cautérisation la rend peu douloureuse et parfaitement supportable, sans anesthésie.

Aussi le galvano-cautère nous semble le procédé de choix, pour la destruction ignée de la prœuréthrite. Le pansement ensuite sera extrêmement simple : un peu de poudre isolante, iodoforme, ou acide borique, une légère couche d'ouate que l'on renouvelle deux fois par jour, lavages de la région après chaque miction, avec une solution de sublimé, et la cicatrisation se fait en peu de jours. Aucune complication n'est à redouter, et cette légère excision ou cette cautérisation limitée n'auront aucune influence sur le diamètre de l'orifice uréthral.

Uréthrite chronique. — L'uréthrite vraie est caractérisée par un écoulement de pus blennorrhagique par l'urèthre. Généralement chronique d'emblée, l'uréthrite blennorrhagique de la femme est la terminaison ordinaire de toute uréthrite aiguë, abandonnée à elle-même.

Elle est, dans la grande majorité des cas, primitive, c'est-à-dire le résultat d'une inoculation, mais elle peut aussi être secondaire. Elle peut suivre une vulvite, ou plus souvent encore être perpétuée en quelque sorte par la prœuréthrite. L'urèthre était guéri d'une blennorrhagie antérieure, tout semblait rentrer dans l'ordre, mais la suppuration des follicules prœuréthraux était restée inaperçue ; cette suppuration suffira à amener une réinoculation de l'urèthre et par suite à déterminer une nouvelle uréthrite. Cette origine de la blennorrhagie uréthrale récidivante, sur laquelle on n'a pas suffisamment insisté, rend compte de bien des insuccès qui ont suivi les traitements les mieux appropriés et confirme cette loi générale, dans la thérapeutique de la blennorrhagie, qu'il est nécessaire, si l'on veut obtenir une guérison vraie, de traiter simultanément et complètement toutes les localisations blennorrhagiques.

L'uréthrite peut occuper toute la longueur de l'urèthre féminin, mais elle peut aussi se limiter à certaines régions ; c'est ainsi que l'on a, avec juste raison, distingué l'*uréthrite antérieure* (uréthrite externe de Guérin) et l'*uréthrite totale*, cette dernière occupant toute la longueur du canal, aussi bien la partie antérieure que la partie profonde.

L'uréthrite antérieure peut exister seule, mais non l'uréthrite postérieure, qui est toujours accompagnée de l'antérieure.

Dans l'*uréthrite antérieure*, le pus blennorrhagique se localise dans les lacunes glandulaires qui occupent le pourtour du méat et l'orifice de l'urèthre féminin. Ces glandules, au nombre de seize à vingt ont été comparées aux lacunes de Morgagni de l'urèthre de l'homme. La muqueuse à ce niveau, par ses replis, forme de véritables lacunes, déterminant ainsi la production de petits canaux obliquement dirigés, se terminant par de petits orifices circulaires, étroits, réguliers, et plus ou moins symétriquement rangés de chaque côté de l'orifice. Ces petits conduits occupent particulièrement la paroi inférieure de l'urèthre ; en plus grand nombre à ce niveau, c'est là surtout qu'il faut les rechercher. Pour certains auteurs, ils aboutissent à de véritables glandes en grappes ; pour d'autres ils ne seraient que de simples replis muqueux, sans éléments glandulaires.

A l'état normal, cette région est d'un rose gris, mais si elle est atteinte de blennorrhagie, on la voit prendre une teinte rouge vif pendant la période aiguë, qui s'atténue assez rapidement pour garder une teinte un peu plus rouge qu'à l'état normal. Parfois, on peut remarquer que de petites saillies plus ou moins élevées, à ce niveau sont déterminées par le boursouflement de la muqueuse recouvrant les cryptes, de là pour l'aspect du méat uréthral un changement assez caractéristique. Au lieu de se laisser ouvrir, de devenir béant, lorsqu'on l'étire de chaque côté, du côté des petites lèvres, on voit sa lumière oblitérée par des replis de la muqueuse, irréguliers, contournés et qui semblent avoir tendance à faire hernie. Dans certains cas cependant, la muqueuse uréthrale conserve son aspect le plus normal et, n'était une recherche attentive, on ne pourrait soupçonner la présence de la blennorrhagie.

Les symptômes subjectifs de cette blennorrhée sont nuls, ainsi du reste que dans presque toute autre localisation blennorrhagique chez la femme. Aucune sensation de gêne ou de douleur ne vient indiquer l'existence de l'écoulement. Celui-ci est si peu abondant qu'il mérite à peine de conserver son nom, on ne peut faire sortir le pus qui se cache dans les cryptes muqueux, on ne peut que l'y voir. Il suffira de se servir du spéculum de l'urèthre, ou de dilater légèrement avec une toute petite valve, soulevant la paroi supérieure de l'urèthre, pendant que l'on presse latéralement avec le pouce et l'index toute la paroi inférieure. On voit très nettement alors, deux, trois, quatre orifices, quelquefois davantage, au niveau desquels se montre une gouttelette de pus blanc crémeux, épais et adhérent. L'emploi du spéculum rend plus nette la présence du pus, mais, dans la plupart des cas, il suffira d'attirer un peu les lèvres du méat, puis de presser comme précédemment pour qu'à travers l'orifice, on aperçoive la gouttelette de pus caractéristiques.

Eminemment chronique, cette blennorrhagie est très tenace, et peut durer des années sans se modifier, laissant pendant tout ce temps la femme dangereuse, pour ceux qui s'exposeront avec elle à la contamination.

L'uréthrite postérieure n'existe pas isolée comme l'antérieure, cette dernière l'accompagne inévitablement et ainsi se trouve constituée la blennorrhagie proprement dite *totale de l'urèthre*.

Elle se révèle par la présence de la gouttelette purulente, facile à obtenir lorsqu'elle existe ; l'uréthrite devient introuvable lorsque la femme a eu soin de la supprimer. Les procédés qu'emploient les femmes, pour dissimuler leur uréthrite sont calqués sur ceux qu'emploie le médecin pour extraire la gouttelette révélatrice. Il suffit d'introduire le doigt dans le vagin, puis de repousser 'urèthre sur la face postérieure du pubis, de ramener doucement et régulièrement le doigt en avant pour entraîner au devant de lui la goutte de pus qui vient se montrer au méat. C'est à ce moment, qu'on peut reconnaître si l'uréthrite est totale ; au pus plus ou moins liquide de l'uréthrite postérieure se joint, sans s'y mêler, le pus épais de l'uréthrite antérieure folliculaire. Celui-ci se montre sous forme de 2 ou 3 petits points blancs qui viennent piqueter en quelque sorte le pus ramené des profondeurs de l'urèthre.

Une fois l'urèthre vidé du pus qu'il contenait, il est impossible, par une exploration hâtive, d'obtenir une nouvelle goutte purulente. De même si la malade a uriné, le pus a été entraîné et rien ne révèle l'affection dont elle est atteinte.

L'histoire du Brésilien, soigné par Gosselin est bien connue et montre toute la difficulté qu'on peut avoir pour découvrir ce pus dangereux ; le malade était atteint d'une chaudepisse et la maîtresse, origine de cette chaudepisse, niait toute culpabilité personnelle. A plusieurs reprises, Gosselin avait examiné la vulve et l'urèthre, la malade avait su déjouer toutes les investigations ; on ne put révéler la goutte, origine de tout le mal, qu'en allant surprendre la patiente, au lit à 7 heures du matin ; Gosselin put alors triomphalement montrer la goutte purulente.

De tels faits sont innombrables, et chaque jour nous en avons sous les yeux de semblables ; mais j'ai tenu à rapporter le fait de Gosselin qui est devenu classique et reste comme type de la nécessité d'une exploration attentive, répétée et faite dans les conditions qui, seules peuvent la rendre efficace.

L'uréthrite chronique peut durer indéfiniment et les faits de contagion après trois ans d'uréthrite montrent de quelle persistance peut être la virulence du pus uréthral.

Sans symptômes révélateurs dans la plupart des cas, il peut cependant survenir des accidents locaux inflammatoires, sous l'influence d'une excitation d'ordre variable (excès de coït, traumatismes, excès des boissons, etc.). A la marche chronique se substitue alors une marche aiguë ou subaiguë momentanée.

Dans d'autres cas, il se forme de véritables poches purulentes, lesquelles présentent deux aspects différents : elles restent uréthrales, c'est-à-dire le pus s'amasse sans former saillie extérieure, se vidant par la large ouverture uréthrale ; ou elles déterminent une tumeur saillante sur la paroi antérieure du vagin et à laquelle on a improprement donné le nom d'*uréthrocèle vaginale*.

La première forme, *uréthrite avec dilatation simple* du canal se reconnaît en pressant sur la paroi inférieure de l'urèthre. Quand on ramène le doigt, dans la manœuvre classique d'arrière en avant, on suit, pendant un certain temps, le canal de l'urèthre sans amener de pus en quantité notable, puis en un point donné, que dans plusieurs explorations on peut constater être toujours le même, on projette au dehors par le méat une quantité abondante de pus jaune, épais, crémeux ; en répétant deux ou trois fois la même manœuvre, on peut arriver à évacuer complètement la dilatation uréthrale. Si l'on examine le vagin, on ne trouve nullement de saillie, de même si l'on met une sonde dans l'urèthre, c'est à peine si l'on peut constater un ressaut indiquant les parois d'une poche limitée. Après avoir amené le liquide purulent contenu dans l'urèthre, on perçoit, au toucher, une induration du canal, généralement peu marquée, indiquant un épaisissement de ses parois. Le pus n'est d'ordinaire pas mêlé à l'urine et en examinant même la malade après une miction, on peut encore retrouver dans l'urèthre, du pus en abondance, sans qu'il y ait de mélange avec l'urine.

Même fait se passe dans l'*uréthrocèle vaginale*. Celle-ci, que j'appellerais beaucoup plus volontiers *uréthrite sacculaire*, pour la distinguer des différentes uréthrocèles, rencontrées à la suite du traumatisme (accouchements, plaies, etc.) a été étudiée dans un mémoire de Duplay, puis dans les thèses de Pied premier, et de Brinon, dans un mémoire de Martineau et Terrillon, enfin dans une leçon récente de mon très ami et très consciencieux collègue Ozenne.

Conservant le titre d'uréthrocèle vaginale, Ozenne étudie l'affection en général, et la regarde comme succédant à un kyste suppuré de la paroi vaginale ouvert dans l'urèthre. Ici, la pathogénie me parait toute différente et dans les cas, que j'ai pu observer dans mon service, depuis deux ans que mon attention a été attirée sur ces faits, j'ai toujours vu la lésion succéder à une blennorrhagie uréthrale, c'est-à-dire suivant une marche uréthro-vaginale, inverse par conséquent, de celle qu'on lui prête le plus communément, c'est-à-dire vagino-uréthrale. Je ne veux pas nier l'étiologie kystique dans certains cas, j'ai eu moi-même l'occasion d'en voir un exemple se produire sous mes yeux : c'était une malade chez laquelle je connaissais depuis longtemps la présence d'un petit kyste de la paroi antérieure du vagin ; à la suite de la suppuration de ce kyste sous une cause qui m'est restée inconnue, je le vis s'ouvrir dans l'urèthre et une uréthrocèle suppurée s'en suivre. Ces cas doivent être regardés, comme pouvant, sans conteste, être l'origine de l'uréthrocèle. Mais je veux aussi affirmer que l'abcès fistuleux saillant dans le vagin et ouvert dans l'urèthre, n'est pas un fait exceptionnel ; — l'uréthrite avec dilatation est très probablement un début, ou, tout au moins, peut être considérée comme un premier degré d'uréthrite sacculaire.

Le pus se creuse peu à peu une loge dans la muqueuse uréthrale érodée ; l'inflammation gagne le tissu cellulaire sous-muqueux et le pus se loge dans une cavité, ou il séjourne et communique avec l'urèthre par un orifice plus ou moins grand. On peut admettre, dans certains cas, je n'ai pas d'observation conformant cette hypothèse qu'il s'est fait de la péri-uréthrite aiguë par lymphangite, ainsi que quelques auteurs ont tenté de le démontrer pour les petits abcès péri-uréthraux chez l'homme, et, qu'un abcès lymphangitique sous-muqueux a pris naissance, et s'est plus tard ouvert dans l'urèthre ; quoiqu'il en soit de la pathogénie, il faut retenir que le pus de ces uréthrites est blennorrhagique dans nombre de cas et peut être l'origine d'une contamination ; de là la nécessité de traiter et de guérir cette affection.

Les symptômes du début de l'uréthrite sacculaire sont variables. Tantôt ils sont aigus et sont ceux de tout abcès se développant. Douleur, tension, difficultés pour uriner, parfois un léger mouvement fébrile ; tantôt, au contraire, l'abcès s'établit lentement, progressivement, sans que la malade en ait notion. L'apparition de la tumeur vaginale est le premier symptôme qui attire son attention et lui fait réclamer les soins du chirurgien.

Cette tumeur siège sur la paroi antérieure du vagin, elle soulève la colonne antérieure et peut, si elle est volumineuse, venir faire saillie à la vulve. Son volume est variable: le plus souvent, elle égale à peu près une noisette. Dans le cas de Martineau et Terrillon, elle avait le volume d'un gros œuf de poule allongé, se prolongeant en arrière jusqu'à 5 centimètres du col. Dans ces cas, la tumeur fait saillie à l'extérieur et s'insinue entre les petites lèvres. Lorsque l'on vient à appuyer à son niveau ce qui souvent n'est pas douloureux, on fait sortir par l'urèthre une quantité de pus en rapport avec le volume de l'abcès. Le cathétérisme permet à la sonde d'arriver directement dans la vessie, sans rencontrer les parois ou le bord de la poche. Lorsque la malade urine, jamais il n'y a mélange du pus de la tumeur avec l'urine passant dans l'urèthre. Pour explorer la cavité intra-uréthrale, il faut, ainsi que l'a bien montré le Dʳ Ozenne, avec une sonde cannelée courbée, incliner l'explorateur vers la paroi inférieure de l'urèthre et suivre celle-ci. On sent alors les bords de la cavité et on se trouve arrêté. Le doigt introduit dans le vagin perçoit le bec de la sonde, appuyé sur la face profonde de la muqueuse vaginale. Une sensation absolument inverse est donnée, lorsqu'après avoir introduit un cathéter jusque dans la vessie, on vient à toucher la malade. Dans ce cas, le cathéter est perceptible dans toute l'étendue de l'urèthre, sauf au niveau de la tumeur.

Le traitement de l'uréthrite sacculaire doit être chirurgical. Avec le traitement médical quelques auteurs, Neumann en particulier, auraient obtenu un certain nombre de succès ; ce traitement consiste en lavages réguliers de l'urèthre et de la poche avec une solution antiseptique, en injections vaginales chaudes et en cautérisations au nitrate d'argent de la membrane qui tapisse la poche. Malgré les succès annoncés, la plupart des auteurs sont d'accord pour recommander l'intervention opératoire.

L'anesthésie à la cocaïne peut suffire pour insensibiliser la petite région opératoire. Parmi les opérateurs, les uns préfèrent la méthode non sanglante et emploient le thermo-cautère (Lannelongue, Duplay), le galvano-cautère (Chéron). Les autres la méthode sanglante.

Avec le thermo-cautère, on incise purement et simplement la poche, la guérison se fait par bourgeonnement. Avec le galvano-cautère, on opère différemment. On ponctionne la poche avec une des extrémités de l'anse de platine, que l'on fait ressortir par le méat, puis avec le fil rougi, on sectionne lentement la paroi inférieure de l'urèthre, depuis la poche jusqu'au méat.

Les partisans de la méthode sanglante ont préconisé divers procédés. Duplay, Trélat incisent la poche, suivant son grand axe au bistouri, et tentent ou non la réunion par première intention. C'est la même manière de faire, qu'a employée Terrillon, qui ajoute le nettoyage attentif de la poche. Lawson Tait recommande la résection de la poche ; dans un cas il en a enlevé la moitié inférieure, puis après avoir excisé la membrane qui tapissait sa face interne, il a rétabli l'urèthre par des points de suture. Enfin on peut utiliser l'incision médiane, avec excision de chaque côté d'un petit lambeau, suivie d'une réunion profonde. C'est à ce dernier procédé qu'a eu recours Dr Ozenne et il n'a eu qu'à s'en féliciter. C'est aussi celui que j'ai employé, dans les cas que j'ai eus à traiter.

Variétés cliniques de la blennorrhagie. — L'uréthrite chronique peut présenter diverses variétés tenant au mode d'évolution anatomo pathologique. L'écoulement ne constitue pas seul l'affection ; il faut distinguer des variétés d'après les modifications que l'infection blennorrhagique imprime à la muqueuse uréthrale. Elles peuvent se réduire à deux que l'on rencontre plus ou moins fréquemment : *L'uréthrite proliférante* et *l'uréthrite fibreuse.*

L'uréthrite proliférante est caractérisée par la production de saillies polypiformes occupant tout ou partie du calibre de l'urèthre. Implantés sur la muqueuse uréthrale, le plus souvent sur la paroi inférieure du canal, ces polypes présentent une coloration rouge plus ou moins vif ; leur forme présente la plus grande irrégularité. Tantôt renflés en massue à leurs extrémités, tantôt portés par un pédicule grêle et relativement long, tantôt aplatis et formant de véritables crêtes à bords plus ou moins irréguliers, plus ou moins frangés, ils sont très nettement indépendants les uns des autres ; mais cependant, étant donné leur grand nombre et le peu d'espace que leur laisse le canal de l'urèthre, ils s'adossent, se pressent les uns contre les autres et dans quelques cas j'ai pu voir le canal complètement rempli de ces productions au point qu'il était impossible à la vue de retrouver le canal lui-même. Parfois ils peuvent venir faire saillie à l'extérieur et former alors une véritable collerette, faisant hernie au niveau de l'orifice, tranchant par sa teinte rouge avec la teinte grisâtre de la muqueuse vulvaire environnante. L'urèthre est dilaté, et peut atteindre 10 à 15 millimètres de diamètre.

L'écoulement dans cette variété de l'uréthrite n'est pas plus abondant que dans l'uréthrite chronique simple.

Il faut, pour l'obtenir, presser le canal d'arrière en avant, et on voit apparaître, alors seulement la goutte de pus révélatrice, qui se fait jour au milieu des méandres du canal, déterminés par la présence des polypes.

Les symptômes fonctionnels sont à peine marqués, c'est-à-dire qu'aucun trouble ne résulte de la présence des polypes, les mictions sont normales, les douleurs nulles. Mais il n'en est pas toujours ainsi. Dans quelques cas, on a vu survenir de véritables uréthrorrhagies qui, si elles ne deviennent pas dangereuses par elles-mêmes, ne laissent pas d'inquiéter les malades. Les végétations intra-uréthrales saignent avec la plus grande facilité, et il suffit de toucher avec un stylet, une sonde cannelée, la pince à griffes, une de ces petites tumeurs pour la voir se déchirer et donner lieu à un écoulement de sang, en gouttelettes, qui pourra durer assez longtemps.

Un des grands inconvénients de cette uréthrite proliférante, et dont je n'ai eu que deux exemples sous les yeux, c'est de déterminer de l'incontinence d'urine, par un mécanisme facile à deviner. Les tumeurs peuvent occuper toute la longueur de l'urèthre, jusqu'au niveau du col de la vessie, leur présence peut rendre incomplète l'occlusion vésicale, et par suite permettre l'issue de l'urine sur le côté de la saillie verruqueuse. Dans les deux faits que j'ai observés l'ablation seule des végétations a déterminé la guérison de cette incontinence.

Le diagnostic est en général facile à porter. Il suffit de constater, en maintenant écartées les lèvres de l'orifice uréthral, la présence de tumeurs végétantes occupant sa cavité; souvent il ne sera pas même besoin d'écarter les lèvres du méat, spontanément dilaté par les tumeurs qui le remplissent et viennent s'offrir d'elles-mêmes à l'œil du chirurgien. Par le toucher, on sentira l'urèthre saillant sur la face antérieure du vagin et formant une véritable tumeur qui roule sous le doigt.

La durée de cette variété d'uréthrite est longue; elle n'a aucune tendance à se guérir spontanément. Les végétations maintiennent le canal dans un état qui favorise l'infection; le pus peut se loger dans les anfractuosités, dans les sillons d'accolement des polypes et entretenir la culture blennorrhagique.

Des complications assez fréquentes outre l'incontinence d'urine que j'ai signalée, peuvent survenir et assombrir le pronostic, en particulier la cystite du col qui détermine les symptômes pénibles de ténesme, de pollakiurie, de douleurs, etc.

La nature de ces productions intra-uréthrales est simple. Doit-on les considérer comme caractéristiques de la blennorrhagie; je ne le crois pas, elles sont dans la très grande majorité des cas une conséquence de la blennorrhagie, mais elles ne sont pas intimement blennorrhagiques. Elles se produisent dans ce cas, de même qu'elles peuvent se produire dans toute occasion d'irritation de la muqueuse uréthrale. « Lorsqu'une cause pathologique quelconque imprime à l'élément anatomique une force impulsive, qui l'excite à recommencer tout à coup son évolution embryonnaire, jamais le travail évolutif n'est régulier, méthodique, égal à lui-même. Ici il est rapide, exagéré ; là, il est lent, à peine marqué. Il en résulte des fonctions nouvelles très différentes les unes des autres ; certaines offrent une activité considérable ; certaines, au contraire, présentent cette forme évolutive anormale à son minimum » (Hamonic). Elles sont en somme un résultat de la perversion nutritive de la muqueuse uréthrale, amenée par la présence du gonocoque.

La structure de ces végétations est analogue à celle qu'Hamonic a donnée des productions de la rectite proliférante : elles sont tapissées d'un épithélium analogue à celui de la muqueuse uréthrale ; présentant, au-dessous de cette couche, de véritables papilles, les unes simples, les autres composées, un substratum celluleux et dans certains faits, un véritable stroma fibreux, au milieu duquel se trouvent un grand nombre de cellules embryonnaires. La vascularisation de ces saillies est très riche et pour ainsi dire, caractéristique. En somme, on retrouve la structure du papillome avec les modifications, tenant au siège seul de ces tumeurs.

Le seul traitement qui nous a donné un succès constant, dans cette forme de la blennorrhagie chronique, est l'ablation des polypes. Elle peut se faire, soit avec les ciseaux, si les tumeurs sont peu abondantes et facilement accessibles, soit, ce qui est rendu souvent nécessaire par la multiplicité des végétations et leur petit volume, par la curette. Il suffit, après avoir nettoyé deux ou trois jours de suite le canal de l'urèthre, au moyen d'une solution de sublimé à 1 0/00, et maintenu un crayon iodoformé, en permanence dans l'urèthre, de passer rapidement une petite curette tranchante de Volkmann, d'arrière en avant, en appuyant résolument sur la paroi uréthrale. On ramènera ainsi très facilement les végétations qui se laissent arracher, écraser, par le tranchant de la curette. Une injection de sublimé chaude ou froide, suffit dans la plupart des cas, pour arrêter l'écoulement du sang, qui peut effrayer par son abondance au début, mais cesse assez rapidement. Si l'hémostase ne se faisait pas, il suffirait de promener légèrement la petite pointe du thermo-cautère au rouge cerise, pour conjurer tout danger. Il faut savoir qu'après l'intervention, les malades peuvent avoir de la rétention d'urine. Il suffira de sonder la malade le soir de l'opération, quelquefois le lendemain, puis tout rentrera dans l'ordre. Je conseille, pour pratiquer ce cathétérisme, qui peut être très douloureux les premiers jours, d'employer pour la sonde, de la pommade avec 1 pour 20 de cocaïne ; les douleurs en sont très notablement atténuées.

L'*uréthrite fibreuse* peut être isolée ; elle peut être primitive, elle peut être secondaire et accompagner la forme précédente. Elle est caractérisée par un épaississement considérable des parois du canal de l'urèthre. On la trouve généralement chez les femmes qui ont, pendant très longtemps, conservé une blennorrhagie subaiguë. Elle peut être aussi le résultat d'une transformation de la forme proliférante, enfin, dans nombre de cas, je l'ai vue très manifestement succéder au traitement dirigé contre l'uréthrite chronique. Elle pourrait alors être considérée comme un reliquat de l'uréthrite blennorrhagique guérie.

Elle se manifeste par des symptômes objectifs. Le toucher révèle l'épaississement des parois du canal ; on sent avec le doigt un cylindre dur, résistant, dans quelque cas élastique, occupant toute la longueur du canal, parfois mobile latéralement, parfois aussi, dans les cas anciens, fixe au dessous du pubis et semblant faire corps avec une véritable masse fibreuse péri-uréthrale. Dans ces cas, l'uréthrite fibreuse ne s'est pas limitée au canal lui-même, la transformation s'est étendue au tissu péri-uréthral, il y a eu une véritable péri-uréthrite chronique. Le méat peut être béant, et permettre à l'œil de reconnaître l'état de la muqueuse. Celle-ci n'a plus sa couleur rouge normale. Elle est plus blanche, grisâtre ; d'un aspect lisse uniforme ; le calibre de l'urèthre, à la vue paraît augmenté, les replis longitudinaux, qu'on est accoutumé d'y rencontrer, ont disparu et le canal devenu rigide, semble tapissé d'une muqueuse tendue sur sa surface interne.

Les lésions peuvent ne pas être limitées à l'urèthre lui-même, et s'étendre au-delà du méat. Dans un cas que j'ai eu sous les yeux, j'ai pu voir cet état de la muqueuse s'étendre à la plus grande partie du vestibule, occupant tout le pourtour du méat. Les tissus sous-muqueux semblaient avoir disparu et la muqueuse paraissait accolée au devant du pubis, sur le périoste lui-même. Chez cette malade, existait une complication que je n'ai rencontrée que cette fois, l'incontinence d'urine. Le canal, dans toute son étendue, était transformé en tissu fibreux et probablement le col de la vessie participait à cette transformation et rendait et ne maintenait plus l'occlusion vésicale.

Cet aspect de l'uréthrite fibreuse est caractéristique et il est difficile de la confondre avec tout autre forme, lorsqu'elle est isolée. Cependant telle n'est pas la règle et dans nombre de cas on la trouve associée avec l'uréthrite proliférante. Toutes les deux se présentent avec leurs caractères distincts et on trouve les productions végétantes intra-uréthrales bridées en quelque sorte par le canal de l'urèthre augmenté de volume et rigide. Au toucher, par le vagin on perçoit alors une véritable tumeur allongée, formée par tout le canal de l'urèthre, arrondie, cylindrique et résistante.

Si l'on vient à faire une coupe du canal on voit que ses parois sont presque en entier constituées par une trame fibreuse dure et inextensible. A sa surface se trouve la muqueuse réduite à une couche épithéliale mince et adhérente au tissu fibreux sous-jacent. Celui-ci, dans certains cas, peut atteindre une assez grande épaisseur.

La durée de cette uréthrite est généralement longue, dans certains cas elle est indéfinie. Ainsi que je l'ai dit, elle peut être considérée comme un des reliquats de guérison de l'uréthrite chronique.

Grâce à elle les glandes de la muqueuse uréthrale ont disparu, les éléments sécréteurs du pus
n'existent plus et la désinfection est parfaite. L'é-
coulement cesse à cette période. Il ne persiste que
dans les cas compliqués d'uréthrite proliférante.

Le pronostic de cette forme d'uréthrite varie
avec la cause qui l'a déterminée. Lorsque l'on
a affaire à de l'uréthrite fibreuse, suite du traitement, qu'on a déterminé une véritable sclérose de
la paroi uréthrale par l'irritation provoquée par
un traitement approprié, l'épaississement souvent
considérable des premiers jours de la paroi uréthrale ne persiste pas avec la même intensité, il
s'atténue peu à peu et après transformation
fibreuse de la muqueuse seule, le processus irrita-
tif s'arrête, et le péri-urèthre ne prend pas part
à la transformation fibreuse. Il s'est fait une transformation localisée à la muqueuse.

Dans le cas, au contraire, où la transformation
fibreuse s'est faite lentement et par propagation de
l'irritation blennorrhagique de la muqueuse sur
le péri-urèthre, on peut voir des épaississements
considérables survenir et la régression ne plus être
obtenue avec la même facilité. L'uréthrite persiste
beaucoup plus longtemps, et dans presque tous
les cas que j'ai pu observer, j'ai toujours constaté
la persistance d'une augmentation considérable
du volume de l'urèthre.

Les inconvénients de cet épaississement sont peu
graves et les troubles fonctionnels qui en résul-
tent sont à peine marqués. C'est ainsi que, sauf le
cas que j'ai signalé plus haut, je n'ai jamais rencontré d'incontinence d'urine et qu'il ne m'a pas

été donné de voir un *rétrécissement de l'urèthre*. Ce dernier accident semblerait théoriquement devoir s'observer plus fréquemment ; c'est en effet le même processus qui chez l'homme, donne naissance au rétrécissement blennorrhagique de l'urèthre, c'est la même marche envahissante de la transformation fibreuse intra et péri-uréthrale qui donne lieu à la coarctation uréthrale masculine, que nous trouvons ici chez la femme. Astruc signale la possibilité de ce rétrécissement de l'urèthre par compression due « à un grossissement calleux des prostates ». Et récemment M. Genouville a publié un mémoire tendant à prouver l'existence fréquente de rétrécissements blennorrhagiques chez la femme. Il rapporte plusieurs observations et trace l'histoire de ce rétrécissement généralement laissé sous silence par la plupart des auteurs. Quoi qu'il en soit, on ne saurait contester son extrême rareté relativement à sa fréquence chez l'homme. A quelle cause peut-on attribuer cette immunité? au peu de longueur de l'urèthre, mais il ne serait pas nécessaire d'un long espace pour qu'un rétrécissement s'établisse; à sa structure, elle est analogue à celle de l'urèthre de l'homme. Il faut plutôt, je crois, en trouver la raison dans les rapports anatomiques de l'urèthre qui se trouve en quelque sorte maintenu béant par les tissus même indurés qui l'entourent et aussi à la rectitude de son parcours.

Le traitement de cette variété d'uréthrite chronique n'existe pour ainsi dire pas, et cela se conçoit puisque je l'ai considérée, dans la grande majorité des cas comme un procédé de guérison de l'uréthrite vraie, chronique.

C'est cette dernière qui doit être en effet le seul objectif du traitement. Elle ne peut guère être guérie complètement que par la destruction de la muqueuse uréthrale, et surtout de ses glandes, où se perpétuent les cultures virulentes.

Traitement de l'uréthrite chronique. — Peu d'affections ont été l'objet d'autant de traitements variés que l'uréthrite chronique de la femme; il en est peu qui soient aussi rebelles. Je ne veux pas énumérer tout ce qui a été fait pour amener la disparition de l'écoulement uréthral de la femme. Ce serait une énumération fastidieuse et sans intérêt. On peut cependant dire que tous les traitements ont à leur actif des succès incontestables, malheureusement ces bons résultats ne sont pas constants. Je dois ajouter aussi que bien souvent, on a pu croire avoir atteint la guérison, alors qu'on avait seulement diminué l'écoulement, qu'il existe encore, et qu'à un moment donné, sous une influence souvent légère, on le voit réapparaître avec toute son intensité. On pourra souvent croire à une nouvelle infection, alors qu'on n'a eu qu'une trêve suivie d'une recrudescence nouvelle. Cette illusion de la guérison est des plus dangereuses et on doit s'en garer autant que possible. Elle entraîne à permettre à une malade de nouveaux rapports génitaux et, par suite, rend complice le médecin de nouvelles contaminations. Le pus blennorrhagique de l'urèthre féminin est pendant de longues années inoculable et tant qu'il existe, il porte avec lui tous les dangers d'une contagion possible.

C'est donc à plusieurs reprises, à des moments

différents, dans des conditions variées, qu'il faudra examiner les malades et ce n'est qu'après s'être entouré de toutes les précautions les plus minutieuses, que l'on pourra affirmer la guérison de l'uréthrite chronique que Dohrn considère comme « une affection grave qui peut conduire au marasme, extrêmement difficile à traiter et fort sujette aux récidives ».

La désinfection pour être efficace doit agir profondément ; il faut savoir que le pus virulent se cache, se dissimule dans l'épaisseur même de la muqueuse infiltrée ; que les culs-de-sac glandulailaires, les replis muqueux peuvent abriter le pus et rester des foyers virulents, qu'on ne peut atteindre facilement. C'est par la répétition fréquente, on pourrait presque dire constante, des moyens appropriés, que l'on pénètre jusque dans ces replis, dans ces culs-de-sac parfois fort petits et dont l'entrée étroite, est souvent à peine perméable.

Je ne saurais trop recommander, avec les auteurs qui ont la pratique de ces lésions, les lavages fréquents, faits plusieurs fois par jour à canal ouvert, avec une solution puissamment antiseptique, celle qui, suivant moi, atteint le plus facilement le but qu'on se propose, est la solution de sublimé tiède à 1/1000. Les récentes communications de MM. Guyon et Hallé ont démontré quelle était l'action de ce merveilleux microbicide sur la bactérie urinaire, elle est encore plus grande sur le gonocoque. Depuis deux ans, je n'emploie pas d'autre solution. Ce titre de 1/1000 a paru, pour nombre d'auteurs, exagéré et partout, à regret, nous voyons proner des solutions atténuées à 0,50 à 0,25/1000. Elles sont certainement encore efficaces, mais beaucoup moins actives que la solution à 1/1000. Je dois ici, comme je l'ai déjà dit ailleurs, ajouter que la solution doit être faite sans alcool. Si l'on emploie la liqueur de Van Swieten, on donne des érythèmes de voisinage, des cuissons à la miction ; la rougeur devient intense et dans nombre de cas, j'ai pu voir un véritable état aigu s'établir. Ces douches uréthrales doivent être faites très chaudes 40° à 45° et répétées plusieurs fois par jour ; s'il entre quelques gouttes de l'injection dans la vessie il ne faudra pas outre mesure s'en inquiéter ; si la vessie est saine elle n'absorbera pas le sublimé qui sera éliminé avec la première miction, si elle est atteinte de propagation blennorrhagique, l'injection ne pourra avoir qu'un résultat thérapeutique satisfaisant sur la vessie elle-même.

Ces douches seront prises par la malade étendue sur son lit dans le décubitus dorsal : en se servant d'une canule en verre effilée, mais non piquante, introduite de 1 centimètre à peine dans l'urèthre, il sera facile d'obtenir un lavage complet de tout le canal. Dans certains cas, cependant, il pourra être préférable que les injections soient faites par le chirurgien lui-même, ou tout au moins jusqu'au jour où la femme aura, pour ainsi dire, fait son éducation.

On a, dans le but d'irriguer le canal de l'urèthre seul et de le laver complètement, inventé nombres de sondes à jet direct ou à jet récurrent. M. Chéron fait de parti pris des injections jusque dans la vessie et recommande à la femme d'uriner lentement après l'injection. M. Etienne Rollet (de Lyon) a fait construire une sonde métallique et une sonde en caoutchouc pour faire plus facilement les irrigations uréthrales. La sonde en caoutchouc est une modification de la sonde à demeure de de Pezzer. La sonde est terminée par un bout conique et, en avant de lui, elle est largement fenêtrée. Après avoir introduit la sonde dans la vessie, on la ramène doucement au col vésical dont le bout conique plein oblitèrera l'orifice. — Cette sonde est ingénieuse et donne les meilleurs résultats — mais à son défaut on pourra se servir de toutes les sondes à double courant qui ont été destinées au lavage intra-utérin, il suffira de régler leur calibre sur celui de l'urèthre.

A côté de la solution de sublimé, il faut placer nombre d'autres solutions qui ont été tour à tour essayées, recommandées, puis abandonnées. Je ne veux que citer celles qui m'ont semblé donner les meilleurs résultats : Acide phénique (1 °/₀), nitrate d'argent 1,50 °/₀ (Prigent), résorcine (2 °/₀), sulfate de zinc (3 °/₀), sulfate de cuivre (5 °/₀), acide borique (40 °/₀), acide orthoxyphénol sulfureux ou sulfocarbol (10 °/₀), permanganate de potasse (1/200), chloral (1 °/₀), eau oxygénée, ichthyol (1 °/₀) puis toute la série des produits nouveaux lysol, crésol, etc., etc., qui peuvent donner de bons résultats, mais inconstants et auxquels comme au sublimé, il faut joindre une thérapeutique plus active, permanente, modificatrice de la muqueuse uréthrale elle-même.

La méthode des lavages répétés ne suffit pas en effet pour amener seule la guérison de l'uréthrite chronique. Il faut agir sur la muqueuse elle-même, si on veut obtenir un résultat définitif, une véritable guérison. Il faut, ainsi que je l'ai dit au début, atteindre tous les replis, tous les culs-de-sac glandulaires. Le lavage, quelque complet qu'il soit, ne peut le faire; il faut laisser en permanence un agent qui, par sa persistance, se mette en contact même avec toutes ces anfractuosités.

Ici encore, nous allons trouver la même multiplicité de moyens employés. Disons d'une façon générale que parmi les auteurs, les uns se sont surtout occupés de trouver un corps qui puisse être introduit dans l'urèthre et laissé dans le canal, pendant un temps plus ou moins prolongé, tandis que les autres cherchent à agir plus fortement pendant un temps plus court, et dans toute l'étendue de la muqueuse. Les deux méthodes ont certainement de bons effets, et j'ai pu, avec les deux procédés, obtenir des guérisons.

Les suppositoires uréthraux qu'a défendus Martineau, sont les meilleurs moyens de pansements prolongés de l'urèthre. Il employait des crayons de sublimé longs de deux centimètres environ, contenant chacun 6 milligrammes de sublimé avec beurre de cacao en quantité suffisante. Si l'effet en était trop intense, il diminuait la dose et la réduisait de 2 à 3 milligrammes. Chacun de ces suppositoires est introduit chaque jour dans l'urèthre après le lavage matinal. La malade le gardera soigneusement; malheureusement, il sort assez souvent de l'urèthre sans que la malade s'en aperçoive et, souvent aussi, c'est elle-même qui l'enlève pour supprimer les cuissons, dans certains cas assez vives, qu'il détermine pendant un quart d'heure, parfois une heure.

Ces suppositoires doivent être assez mous pour que la fusion en soit facile, mais pas au point d'en rendre l'introduction impossible. Sous l'influence des suppositoires, la guérison de l'uréthrite blennorrhagique est plus rapide que par les injections seules. On le comprend, le médicament restant longtemps en contact avec la muqueuse, son action est plus efficace. Les signes inflammatoires s'atténuent assez rapidement, l'écoulement se modifie, puis cesse au bout d'une dizaine de jours (Martineau). Je ne saurais croire complètement à cette courte durée du traitement et je n'ai que très rarement vu l'uréthrite chronique céder en aussi peu de temps. J'emploie beaucoup ce mode de traitement qui donne d'excellents résultats, mais il faut savoir que la guérison n'est que très rarement aussi rapide.

Présente-t-il quelque inconvénient? J'ai vu sur plus de 100 malades, deux cas de cystites du col, dûs très probablement à ce que le suppositoire avait pénétré dans la vessie et était resté en contact prolongé avec le col. Un cas d'incontinence d'urine qui s'est prolongé pendant une dizaine de jours ; enfin, chez quelques malades, la douleur a été assez vive pendant deux ou trois heures. Martineau signale de l'hématurie, j'en ai moi-même observé deux cas, « le sang est dû à la cystite, survenue par le passage du suppositoire dans la vessie ». Je dois ajouter que tous ces légers inconvénients s'observent bien plus fréquemment pendant l'application de ce traitement à l'uréthrite aiguë. La muqueuse est davantage irritée et irritable et l'exacerbation amenée par l'application du sublimé explique la plus grande fréquence de ces complications. Dans aucun cas je ne les ai vues avoir des suites graves et elles ne sauraient être mises en parallèle avec le bénéfice que l'on retire de cette application thérapeutique simple et efficace.

A la même méthode de traitement se rattachent les injections uréthrales faites avec un liquide très actif.

Je dois d'abord dire comment il faut donner ces injections. Le canal de l'urèthre, court et dilatable chez la femme, si on ne prenait des précautions particulières, permettrait très facilement l'introduction du liquide dans la vessie et, par suite, entraînerait des phénomènes plus douloureux que dangereux. Aussi a-t-on cherché à juste titre à donner une limite d'action au liquide employé et à faire en sorte qu'il ne puisse toucher que les parties qu'il est chargé de modifier. Le meilleur procédé consiste à employer pour ces injections la seringue à courant rétrograde. Je me contenterai de donner le principe sur lequel elle est construite. La sonde au moyen de laquelle se donne l'injection n'est pas ouverte à son extrémité, mais se termine par une boule, analogue à celles des bougies exploratrices et c'est au niveau du talon de la sonde que se trouvent deux ou quatre orifices; de sorte que lorsqu'au moyen d'une petite seringue on pousse du liquide dans l'intérieur de la sonde, celui-ci vient buter sur le cul-de-sac que forme l'extrémité de la sonde et vient refluer par les orifices

qui se trouvent au niveau du talon de l'instrument;
poussé alors de dedans en dehors, il marchera du
col de la vessie vers le méat uréthral ; et cela avec
d'autant plus de certitude que l'extrémité renflée
de la sonde empêche le liquide de pénétrer plus
profondément après sa sortie de la cavité de la
sonde. On peut ainsi faire de véritables instillations de liquide plus ou moins actifs et en quelque sorte en limitant son action aux points même
que l'on s'est désignés.

Pour obtenir cette précision opératoire, il suffit,
après avoir fait un lavage préalable de l'urèthre,
au moyen de la solution de sublimé à canal ouvert,
afin de ne pas refouler de pus uréthral dans la
vessie avec le renflement de la sonde, d'introduire
la sonde jusqu'au niveau du col ; on a, à ce moment, la sensation très nette qu'on abandonne
le canal de l'urèthre et la malade surtout vous
prévient de la sensation spéciale qu'elle éprouve
et qui vous annonce que votre cathétérisme est
complet. Il suffit, dès ce moment, de retirer un peu
l'instrument, de façon à le faire rentrer dans le
canal, puis d'y adopter la seringue et d'y faire
pénétrer la quantité de liquide que l'on jugera
nécessaire.

Les liquides les plus divers ont été employés et ont
donné les résultats les plus variables. Celui qui
de tout temps a été, et à juste raison, le plus dé-
fendu, est le nitrate d'argent en solution. On peut
faire des instillations avec une solution forte 1/10,
1/20. Dans ces cas, il faut avoir soin de neutraliser l'excès de nitrate avec une solution saturée de
chlorure de sodium. — A côté du nitrate d'argent,

il faut placer le sulfate de zinc à 1 gr. 0/0 ; l'alun à
4 à 5 gr. 0/0 ; le sous-acétate de plomb 2 gr. 0/0 :
la résorcine 4 0/0, etc.

Toutes ces solutions ont pu donner de bons résultats, cependant elles sont beaucoup moins fi-
dèles que le sublimé et dans tous les cas d'uréthrites chroniques où j'ai eu à les essayer, j'ai
presque toujours dû en revenir au traitement que
j'ai décrit plus haut.

Un des reproches les plus importants qu'on
puisse adresser à la méthode des injections, c'est
de ne laisser le liquide en contact avec la muqueuse que pendant un temps très court, c'est de
ne pas parcourir tous les points de la muqueuse
et par suite de laisser des foyers uréthraux non
atteints et desquels pourra partir une nouvelle
inoculation.

Pour remédier à cet inconvénient j'ai cherché
d'autres procédés qui me permissent plus sûrement d'atteindre toute l'étendue de la muqueuse ;
du reste nombre d'auteurs ont eu la même idée
et ont employé les mêmes moyens. Dans le traitement de la blennorrhagie, on ne peut plus
guère inventer quelque chose il n'est possible
que d'indiquer l'ensemble des moyens que l'on
emploie, comment on les emploie et dans quelles
conditions ils ont plus de chances d'être suivis
de succès, ou au contraire s'ils doivent être aban-
donnés pour céder la place à d'autres plus actifs
ou plus simples.

Si le canal de l'urèthre est assez large, s'il
se laisse pénétrer sans trop de douleur, je me
suis trouvé bien de l'écouvillonnage du canal avec

un petit tampon d'ouate hydrophile porté sur une pince et promené directement sur toute la surface interne de l'urèthre plus ou moins distendu par le volume même du tampon. Celui-ci est imbibé soit de nitrate d'argent à 1/30, soit de chlorure de zinc 1/20, soit de sublimé 2/0000. Ces cautérisations de la muqueuse uréthrale sont généralement suivies d'une douleur plus ou moins vive de l'urèthre, soit spontanée, soit au moment de la miction. J'ai pu voir la rétention d'urine se montrer à la suite de ces cautérisations, mais elle est généralement transitoire et cède rapidement, en un ou deux jours. Il suffit de sonder la malade avec une sonde molle de caoutchouc rouge ; le cathétérisme est parfois douloureux ; si la douleur est vive on se trouvera bien d'employer pour oindre la sonde d'une pommade boriquée à la cocaïne.

On peut obtenir le même résultat en promenant dans le canal de l'urèthre un crayon de nitrate d'argent, soit pur, soit mitigé. Je l'emploie généralement pur. On le laisse en contact avec la muqueuse pendant une ou deux minutes, en lui imprimant quelques mouvements de rotation.

Cette cautérisation est assez douloureuse : il faut avoir grand soin de faire ensuite dans le canal une injection de solution saturée de chlorure de sodium. Les mêmes complications, que j'ai signalées il y a un instant, peuvent se montrer après la cautérisation au nitrate d'argent.

Dans les jours qui suivent ces cautérisations, l'écoulement redevient abondant, jaune, épais, crémeux. Le méat est boursouflé, turgescent ; la muqueuse uréthrale en ectropion, se couvre d'un enduit grisâtre, véritable escharre superficielle, puis, au bout de deux ou trois jours, tout rentre dans l'ordre. Il peut arriver que cette cautérisation énergique ait suffi et que la guérison se fasse, mais souvent aussi, on voit reparaître l'écoulement peu abondant de l'uréthrite chronique ; il ne faut alors pas hésiter à avoir de nouveau recours à la cautérisation active et, dans la plupart des cas, il m'a fallu revenir à ce traitement énergique deux ou trois fois au moins, pour obtenir la guérison définitive d'une uréthrite ancienne. Après deux ou trois cautérisations d'ordinaire, on peut constater une modification de structure des parois même de l'urèthre. Elles augmentent de volume, leur consistance est plus marquée, et le canal tout entier fait une hernie parfois visible au dessous du pubis. La muqueuse se tend, devient lisse, amincie, adhérente, et constitue peu à peu l'uréthrite fibreuse, véritable forme de guérison de l'uréthrite chronique.

Enfin il me reste à signaler un traitement plus énergique encore que j'ai mis souvent en pratique, et qui trouve son indication dans les cas où l'urèthre est petit, peu dilatable, où l'introduction soit des tampons, soit des crayons est impossible, où les proliférations papillaires (uréthrite proliférante) sont abondantes où, en un mot, il est impossible d'espérer que le caustique atteindra tous les points de la muqueuse uréthrale, je veux parler de la dilatation de l'urèthre, suivie de la cautérisation énergique des parois. Cette dilatation se fait facilement, au moyen d'un des nombreux dilatateurs qui ont été inventés. Cette dilatation est d'ordinaire assez douloureuse, et chez certaines femmes, il pourra être nécessaire d'avoir recours au chloroforme ; cependant si on a soin de faire lentement, progressivement cette dilatation, si auparavant, on a instillé dans l'urèthre quelques gouttes d'une solution de cocaïne, on pourra, se dispenser d'endormir la malade.

La dilatation ne donne lieu qu'à quelques gouttes de sang, qui sont rapidement entraînées par un lavage de la muqueuse avec une solution de sublimé. Puis la dilatation faite, il est facile d'introduire un crayon de nitrate d'argent, qu'on laisse en contact pendant une ou deux minutes, ou un tampon de chlorure de zinc que l'on promène sur toute la surface du canal. Dans les cas d'uréthrite proliférante, je me suis trouvé bien du curettage, à la curette tranchante du canal de l'urèthre, seulement il est alors toujours nécessaire d'endormir les malades, le raclage de l'urèthre est des plus douloureux et l'anesthésie à la cocaïne m'a paru dans la plupart des cas insuffisante.

Quelques troubles de la miction, incontinence, rétention, dysurie, douleurs vives se sont montrés dans plusieurs de mes observations, mais n'ont jamais présenté de gravité ; dès le lendemain ou le surlendemain, les fonctions redevenaient normales, et les douleurs disparaissaient. Dans les jours qui suivent, après le lavage matin et soir à la solution de sublimé chaude, je mets à demeure dans l'urèthre des suppositoires, ou plutôt des crayons d'iodoforme. Ceux-ci d'une longueur

de deux à trois centimètres sont facilement intro-
duits, ils sont à peu près rigides et fondent lentement dans l'urèthre, on a ainsi en permanence
un pansement de la muqueuse uréthrale plus ou
moins déchirée, et ce pansement est surtout nécessaire à la suite du raclage pour uréthrite proliférante.

Tels sont les moyens locaux qui m'ont paru
donner les résultats les plus satisfaisants ; grâce
à eux, j'ai pu, chez un nombre considérable de
malades (plus de 250), obtenir la guérison de
l'uréthrite. chronique dans un temps variable.
— Chez quelques-unes, la durée du traitement
a été prolongée plus de deux mois ; mais il
faut savoir que la docilité des malades est un élément important pour obtenir un bon résultat. Il
faut les surveiller avec soin ; dès qu'elles sentent
quelques douleurs au niveau de l'urèthre, elles se
hâtent d'uriner pour se débarrasser du suppositoire de sublimé qui doit rester pendant plusieurs
heures en contact avec la muqueuse uréthrale, ou
retirent elles-mêmes en pressant sur l'urèthre,
le crayon d'iodoforme qui forme le pansement
permanent, à la suite d'une dilatation ou d'un
curage. — Il est donc difficile d'assigner une date
fixe pour la guérison de l'uréthrite chronique.
Cette durée du traitement, je le répète, varie avec
la docilité de la malade, la chronicité de l'écoulement et aussi la forme d'uréthrite chronique à
laquelle on a affaire.

Il faut ajouter que l'uréthrite chronique ne devra pas seule attirer l'attention, si elle coïncide avec
d'autres manifestations blennorrhagiques géni-

tales. Il faut en même temps traiter la prœuréthrite, si elle existe, la vulvite, la vaginite, etc.; il faut que toutes ces lésions disparaissent en même temps, et pour cela, il faut contre elles toutes et simultanément diriger l'arsenal de la thérapeutique gynécologique; on comprend facilement que des réinoculations de voisinage puissent se faire et ce serait perdre son temps que de soigner l'une après l'autre, des lésions qui peuvent par voisinage contagionner, de nouveau des organes contigus à peine guéris.

Aux moyens locaux, il sera bon d'adjoindre des moyens généraux. Ceux-ci, certainement, n'auront pas toute l'efficacité qu'autrefois on en attendait. Cependant ils seront, dans nombre de cas, d'une grande utilité. C'est ainsi qu'on se trouvera bien du salol à l'intérieur (2 grammes par jour) qui permettra d'obtenir une urine à peu près sûrement aseptique; on y joindra comme diurétique, le régime lacté non exclusif, mais assez abondant, 1 à 2 litres par jour; le bicarbonate de soude et par suite l'eau de Vichy, l'eau de Contréxeville, etc.; les grands bains d'une demi-heure, de trois quarts d'heures de durée, seront ordonnés 2 ou 3 fois par semaine.

Enfin, on devra surveiller l'hygiène de la malade. Il faudra éviter les excitations sexuelles, les écarts de régime; proscrire tous les aliments tels qu'asperges, truffes, écrevisses, salade épicée, etc. les boissons fermentées, l'alcool sous toutes ses formes, la bière, le vinaigre, etc.

Les travaux prolongés, la danse, l'équitation, le travail à la machine seront défendus, de même

que les rapports sexuels qui ne devront être permis qu'après une guérison déjà constatée, depuis
15 jours au moins. Il faut, en effet, se défier des
récidives et surtout des erreurs de diagnostic
qui laissent passer inaperçus des écoulements
uréthraux, surtout quand les femmes ont tout
intérêt à les dissimuler.

3. Cystite blennorrhagique.

La cystite blennorrhagique ou plutôt la cystite
apparaissant pendant le cours d'une blennorrhagie
avait été jusque dans ces derniers temps facilement et trop facilement expliquée par une propagation directe, de proche en proche, de la muqueuse
uréthrale à la muqueuse vésicale. Aussi admettait-
on, sans discussion, l'existence réelle de la cystite
blennorrhagique. — Ce n'est que tout récemment
que cette notion a été, par l'expérience, contrôlée
et je dois le dire, victorieusement combattue. — Il
était un fait, qui cependant aurait dû *à priori* faire
douter de cette réalité pathologique ; je veux parler de la rareté relative de la cystite blennorrhagique chez la femme. En effet, l'uréthrite totale, si
fréquente chez celle-ci, est très exceptionnellement
compliquée de cystite. Les phénomènes vésicaux
apparaissent dans les premiers septénaires de l'u-
réthrite aiguë, mais plus souvent encore dans la
période chronique, parfois si prolongée. Dans la
plupart des cas que j'ai eus sous les yeux, cette
apparition des phénomènes vésicaux était provoquée par une cause adjuvante, c'était souvent
l'application, pour guérir l'uréthrite, d'un crayon

trop caustique, c'était un cathétérisme plus ou moins septique, enfin c'était un accouchement. — N'aurait-on pas dû se demander pourquoi la briè·veté du canal de l'urèthre chez la femme, l'exten·sion à toute sa muqueuse de la gonorrhée, ne dé·terminaient pas plus fréquemment et plus rapidement des symptômes vésicaux; pourquoi était nécessaire l'intervention de causes accessoires pour voir éclater la cystite blennorrhagique, si fréquente chez l'homme, où l'urèthre est si étendu, où la localisation dans l'urèthre antérieure est si ordinaire, où la portion membraneuse forme un obstacle si résistant à l'envahissement de l'urèthre postérieur.

Dans une thèse récente merveilleusement étudiée à cet égard et due au Dr Reblaud, interne du Professeur Guyon, nous trouvons cette question élucidée et je lui emprunterai une grande partie de ce chapitre. Suivant lui, on doit se demander tout d'abord, s'il s'agit vraiment de cystite lorsque, chez la femme, pendant les premières semaines de la blennorrhagie, se montrent des troubles vésicaux. On l'a affirmé pendant longtemps — mais un examen attentif permet de constater que les parois vésicales ne présentent alors aucun état douloureux; les examens endoscopiques ont permis de démontrer que tous ces phénomènes vésicaux sont le résultat d'une propagation de l'urèthre à son orifice profond. Mais l'inflammation ne dépasse pas cet orifice ou reste cantonné strictement aux régions avoisinantes. Il s'agit d'une véritable *cystite du col*, si ce dernier terme pouvait avoir une signification anatomique ; c'est l'uréthrite postérieure de l'homme, celle que Finger appelle uréthro-cystite. Voilà ce que l'on trouve dans les prétendues cystites, qui surviennent chez la femme tout au début de la blennorrhagie.

Ainsi donc, M. Reblaud nous indique ici une première division parfaitement légitimée par l'anatomie pathologique, et aussi par la clinique. — Chez la femme, il n'y a pas cystite parce qu'il y a symptômes vésicaux, mais simplement uréthrite totale, y compris l'orifice profond de l'urèthre.

Il n'y a aucun changement dans la surface même de la muqueuse vésicale, il n'y a que des troubles fonctionnels, dûs au siège de la lésion. — Les urines ne sont nullement modifiées et vient-on à les récueillir, on n'y découvre aucun micro-organisme. — Or, de par la définition même de la cystite qui ressort du travail de M. Reblaud, qu'elle est *caractérisée par un agent microbien existant dans les urines*, il n'est pas possible de désigner l'ensemble symptomatique de phénomènes vésicaux des premières périodes de la blennorrhagie féminine sous le nom de cystite. — Il serait préférable de l'appeler uréthrite profonde ou mieux encore, avec Finger, *uréthro-cystite*, en spécifiant bien qu'il n'y a pas cystite, à proprement parler.

Uréthro-cystite. — Quels sont les caractères de cette uréthro-cystite? Elle est d'ordinaire précoce, c'est-à-dire qu'elle apparaît dans les 8, 10, 15 premiers jours qui suivent l'inoculation uréthrale. Elle accompagne généralement les uréthrites aiguës, mais de même que celles-ci, elle est rare, et s'il n'existe pas de cause adjuvante, on ne la rencontre généralement pas. Les lésions ont été reconnues par l'endoscope qui a révélé une inflammation de l'orifice profond de l'urèthre, rougeur vive, congestion intense, etc. Mais cette inflammation ne dépasse pas cet orifice, elle reste cantonnée strictement aux régions avoisinantes. La zone inflammatoire est rigoureusement limitée au pourtour de l'orifice interne, avec des bords nets et réguliers sans nulle tendance à l'extension.

Dans la grande majorité des cas, les symptômes de l'uréthro-cystite sont peu marqués, ce sont des envies plus fréquentes d'uriner, souvent de faux besoins d'uriner. Ceux-ci sont parfois impérieux et il semble à la malade qu'elle n'aura pas le temps de se présenter au vase, qu'elle va uriner malgré elle. Puis, c'est à peine si elle rend quelques gouttes d'urine. Les urines sont généralement limpides. Cependant, si on a soin de faire uriner la malade dans un verre, on trouvera au fond du verre un dépôt purulent, peu abondant d'une façon générale, et cela se conçoit, c'est le pus entraîné au moment du passage de l'urine dans l'urèthre et la vessie n'est nullement suppurée. Dans quelques cas plus rares, exceptionnels, les phénomènes peuvent être plus accentués. Les envies d'uriner deviennent presque constantes ; toutes les 4, 5 minutes la malade est tourmentée du besoin de rendre quelques gouttes d'urine et j'ai pu observer ainsi deux malades qui n'avaient pas de cystite véritable, c'est-à-dire dont les urines étaient parfaitement aseptiques et chez lesquelles les besoins impérieux d'uriner entravaient tout sommeil et revenaient toutes les cinq minutes. Chez une d'entre elles, ils étaient fréquents au point que la malade n'avait pas le temps de quitter son lit et urinait sous elle ; ce n'était pas de l'incontinence, mais le résultat était le même.

Ces envies d'uriner s'accompagnent parfois de douleurs horriblement pénibles. Il y a là des phénomènes analogues à ceux que l'on trouve dans les cystites douloureuses où une goutte d'urine ne peut se trouver dans la vessie sans provoquer d'atroces souffrances. Ce sont des douleurs que les malades comparent à un fer rouge, à des contractions incessantes et croissantes. Souvent aussi, dans ces cas exceptionnels, survient de l'hématurie, ou plutôt de l'uréthrorrhagie. A la fin de la miction, avec les dernières gouttes d'urine, ou, suivant l'émission de ces dernières gouttes, apparaît du sang. Celui-ci est généralement pur et ne se mélange pas à l'urine. Il s'écoule parfois pendant quelques secondes après la miction, et 4 ou 5 taches apparaissent sur le linge. Jamais on n'a signalé de véritables hémorragies. Les mictions elles-mêmes provoquent des douleurs variables depuis la simple sensation de cuisson jusqu'aux brûlures les plus intolérables. Si l'on pratique le toucher vaginal en pressant au niveau du col de la vessie on provoque une douleur violente et un besoin d'uriner impérieux.

Ces phénomènes sont généralement de courte durée ; dans les faits que j'ai observés, l'atténuation des symptômes se faisait dès le deuxième ou le troisième jour. Puis, peu à peu, tout disparaissait sous l'influence d'un traitement antiphlogistique. Les meilleurs calmants sont les suppositoires belladonés, les mèches intra-uréthrales de solutions de cocaïne, les lavages chauds et prolongés de l'urèthre, les affusions chaudes sur le périnée, la vulve et le bas-ventre, auxquels on joint le régime lacté, les bains prolongés. Le pronostic est donc en général bénin; cependant, étant donné l'intensité des phénomènes douloureux, l'éventualité possible de leur durée, on doit redouter d'être forcé d'intervenir chirurgicalement; dans ces cas c'est à une intervention sérieuse qu'il faudrait avoir recours et l'ouverture de la vessie seule pourrait remédier à cet état lamentable. Dans ce cas la fistule vésico-vaginale serait l'intervention de choix.

Cystite blennorrhagique vraie. — La vraie cystite blennorrhagique est beaucoup plus rare. Elle survient beaucoup plus tardivement. Elle est l'apanage de la chaudepisse chronique et peut survenir pendant toute la durée de l'uréthrite. Les malades ont même souvent perdu le souvenir de leur blennorrhagie, si tant est qu'elles l'aient jamais connue, lorsque se montrent les complications vésicales.

Les auteurs ont discuté la pathogénie de cette cystite. Autrefois on n'hésitait pas à admettre une propagation de proche en proche. Actuellement on accepte l'action directe d'un micro-organisme tombé de l'urèthre dans la vessie.

Le premier mode de propagation n'est plus admis pour deux raisons. « D'une part, dit M. Reblaud, la rapidité avec laquelle tout l'urèthre est envahi rend très difficile à expliquer l'époque tardive à laquelle survient l'inflammation vésicale. D'autre part l'examen endoscopique dans l'uré-

thro-cystite, a montré la limitation exacte de la
zone inflammatoire. Or, si l'inflammation se faisait
par extension de proche en proche, il semble que
l'examen endoscopique eût déjà dû surprendre
cette tendance. Il ne l'a pas fait ; sans nier ce mode
pathogénique d'une façon absolue, nous le croyons
donc peu probable. »

Bien plus en rapport avec les notions admises
actuellement est la seconde hypothèse ; l'existence d'un micro-organisme agissant dans la vessie,
pour y créer une infection, suffit pour expliquer
tous les phénomènes de cystite, si ce micro-
organisme trouve dans la vessie les conditions nécessaires et suffisantes pour s'y développer.
L'objectif des expérimentateurs dès que cette notion a été admise, a été de déceler quel était le
micro-organisme origine de la cystite blennorrhagique. La première hypothèse qui venait à l'esprit
était que le gonocoque pénétrant dans la vessie, y
déterminait la cystite. Mais les recherches ne sont
pas venues confirmer cette hypothèse. Loin de là.
Jamais dans les différents examens d'urine prise
chez des blennorrhagiques atteintes de cystite, on
n'a pu trouver de gonocoques.

On a dès lors essayé si, par l'expérimentation
on obtiendrait une cystite blennorrhagique.
L'expérience était difficile à réaliser. Les cultures
pures de gonocoques sont malaisées à obtenir. Roux
(de Lyon), Wertheim et Menge ont réussi à les
cultiver dans tous les cas, sur tous les milieux.
Mais MM. Reblaud et Charrier qui ont fait les recherches que nous rapportons actuellement, n'ont
pu arriver à obtenir une culture pure de gonoco-

ques. Ils ont alors tourné la difficulté. « Au lieu d'expérimenter avec une culture pure, nous pouvions disent-ils nous servir pour nos expériences de pus blennorrhagique pris tout à fait au début, à une période ou le gonocoque s'y trouve en grande abondance et à l'état de pureté et où tous les microbes vulgaires de l'urèthre ont disparu. L'expérience perdait de sa rigueur, parce que dans ce pus, pouvaient se trouver des substances chimiques étrangères capables d'agir également. Néanmoins même faite de cette façon, elle pouvait nous éclairer. Nous avons injecté dans la vessie d'un lapin une grande quantité de pus blennorrhagique, dans lequel nous avions constaté, par le microscope et les tentatives de culture, l'absence totale de microbes autres que le gonocoque, puis nous lui avons lié la verge. Le lendemain nous enlevons le lien et ne constatons pas trace de cystite. Le pus blennorrhagique pur est donc incapable de provoquer la cystite dans les conditions où les microbes, pathogènes pour la vessie, la produisent d'une façon constante. »

De cette expérimentation, on peut déduire que la cystite *réellement* blennorrhagique n'existe pas. Quelle serait alors la nature de la cystite que l'on trouve dans la blennorrhagie ? Ce serait une cystite secondaire. Le gonocoque est un micro-organisme instable ; il disparaît rapidement après avoir provoqué les lésions qui le caractérisent et se prolongent. Dans l'uréthrite chronique, nous l'avons vu n'exister plus, et cependant celle-ci rester encore virulente. Il n'existe plus dans l'uréthrite chronique et celle-ci peut déterminer l'apparition d'une cystite secondaire. Il semblerait que le gonocoque est un préparateur du milieu favorable à d'autres bactéries, qu'il est le provocateur de leur multiplication.

Il les fait disparaître pendant le temps de sa période aiguë. Il reste au début seul maître du champ de bataille Le pus blennorrhagique ne contient alors que le seul gonocoque et les bactéries, que l'on trouve inoffensives et immobiles, à l'état normal, dans l'urèthre ou le vagin, ne se retrouvent pas pendant cette période. Mais ce règne du gonocoque n'est qu'éphémère, il devient de moins en moins abondant : par contre les autres bactéries réapparaissent, et une d'entre elles prédomine sur les autres, qui paraît se venger de son effacement momentané par une virulence plus grande et une multiplication plus rapide. Cet élément nouveau a remplacé le gonocoque. « S'il pénètre dans la vessie, s'il trouve dans celle-ci les conditions favorables au développement de la cystite, celle-ci éclatera avec tous ses caractères. » (Reblaud.)

Cette pathogénie permet d'expliquer l'époque tardive d'apparition de la cystite dite blennorrhagique et aussi la présence dans l'urine des malades des micro-organismes les plus différents.

D'après cette pathogénie aussi, il est facile de comprendre que la cystite dite blennorrhagique ne présentera, au point de vue anatomo-pathologique, aucune lésion caractéristique. Elle n'a de blennorrhagique que son étiologie, elle est quelconque au point de vue de sa nature même.

Le micro-organisme trouvé le plus fréquemment dans l'urine est le coli-bacille, je ne cite que pour mémoire les staphylocoques, l'uro-bacillus liquefaciens, le bacillus griseus, le micrococcus albicans amplus, etc.

Les lésions occupent généralement la muqueuse. Elle présente une injection générale des vaisseaux, se montrant sous forme d'arborisations vasculaires, au niveau du col et de l'embouchure des uretères. Elle est colorée en rouge vif, parfois épaissie, boursouflée. Au microscope, les cellules épithéliales sont gonflées, parfois pouvant disparaître par place. En somme, on rencontre les lésions banales que l'on est accoutumé de rencontrer dans toute cystite aiguë.

Les symptômes sont plus ou moins accentués, et ne se montrent pas généralement d'une façon subite. Ce sont des troubles de la miction, pollakiurie, ténesme vésical, épreintes, douleurs rétro et sus-pubiennes, enfin, hématurie et pyurie. Cette dernière est plus ou moins abondante. Les urines sont plus ou moins épaisses, plus ou moins laiteuses par la présence du pus, qui se dépose au fond du vase, qui les contient.

Le toucher vaginal permet d'explorer la vessie et par la pression sur le col surtout, de provoquer une douleur intense.

L'évolution des cystites aiguës blennorrhagiques est généralement rapide. Elles guérissent facilement sous l'influence d'un traitement judicieux, quelques jours suffisent, d'ordinaire, pour calmer les accidents. Abandonnées à elles-mêmes, elles peuvent passer à l'état chronique.

Complication exceptionnelle de la blennorrhagie féminine, la cystite est d'un pronostic relativement bénin. Elle se reconnaît assez facilement aux symptômes qui la caractérisent. L'existence d'une uréthrite concomitante ou d'une autre localisation blennorrhagique permettra d'en reconnaître la nature.

Ce que j'ai dit de l'étiologie même de la cystite doit faire rejeter toute manœuvre intra-vésicale chez les malades atteintes d'uréthrite même chronique. Il faut savoir que ce sont ces manœuvres qui suscitent la cystite. C'est le cathétérisme souvent, qui transporte dans la vessie le micro-organisme qui produira la cystite. On ne devra donc le faire, s'il est nécessaire, qu'après avoir pris toutes les précautions d'usage, pour rendre aseptique, l'urèthre que doit traverser la sonde.

Lorsque la cystite existe, on devra se garder de toute médication capable d'exagérer les accidents. C'est aux moyens antiphlogistiques surtout qu'on devra avoir recours, ce sont ceux que j'ai déjà indiqués pour l'uréthro-cystite. Lorsque l'on voudra agir sur la muqueuse vésicale elle-même, on aura recours aux instillations de nitrate d'argent, 10 à 30 gouttes d'une solution à 2 ou 3 0/0. MM. Hallé et Albarran ont montré les avantages que l'on pouvait retirer des instillations de 10 à 30 gouttes de solution de sublimé variant du 5.000ᵉ au 500ᵉ. Le salol, pris à l'intérieur à la dose de 2 gr., a donné de bons résultats.

Les douleurs, si elles étaient trop vives seront calmées par des injections de morphine, enfin, les malades devront s'abstenir de toute boisson irritante, bière, alcool et de tout aliment trop épicé. Le régime lacté sera un adjuvant excellent du traitement.

4. Blennorrhagie vaginale chronique.

Terminaison spontanée, presque constante de la vaginite aiguë non soignée, la blennorrhagie vaginale chronique peut aussi se présenter d'emblée. Elle peut n'avoir jamais présenté de phénomènes aigus, et cependant se montrer avec des caractères qui permettent de la reconnaître et aussi avec tous les dangers de contagion d'une véritable blennorrhagie aiguë.

Pendant longtemps, le vagin avait été regardé comme le foyer d'inoculation primitif de la blennorrhagie aiguë. Nous avons déjà vu qu'il n'en est rien et les travaux de Bumm, d'Lraud (de Lyon), ont bien démontré que cette notion devait être abandonnée. Il en est de même pour la vaginite chronique. Elle n'est jamais ou presque jamais (car on ne doit pas être absolu en pathologie), primitive. Elle est le résultat presque toujours d'une auto-inoculation de voisinage. C'est la muqueuse vaginale qui reçoit l'écoulement du col utérin, c'est sur elle qu'il va transporter le gonocoque, et c'est de lui que le vagin tiendra la blennorrhagie. Comme en étiologie blennorrhagique nous avons vu que la blennorrhagie chronique se transmet presque toujours sous la même forme, rien d'étonnant dès lors, à ce que la blennorrhagie vaginale soit d'emblée, d'inoculation chronique. Le col utérin est le siège de prédilection de la

blennorrhagie chronique, très rarement atteint
d'une façon aiguë, il transmet la blennorrhagie
chronique, qu'il avait reçue lui-même d'un écoulement chronique. Et chose curieuse, cette inoculation restera presque toujours localisée au
point même où elle a été faite ; la paroi vaginale
est un si mauvais milieu de culture, pour le gonocoque, que l'extension à tout le vagin ne se fait
qu'exceptionnellement. C'est au point le plus
exposé au contact des liquides utérins que restera
localisée la vaginite chronique, c'est au niveau du
cul-de-sac postérieur que se cantonneront les
lésions. Rarement le cul-de-sac antérieur se trouvera atteint, moins souvent encore la partie inférieure du vagin.

On a voulu trouver à cette localisation d'autres
raisons que celle que nous venons de donner,
je crois qu'elles doivent être abandonnées.

La blennorrhagie vaginale chronique peut aussi
être le reliquat de la vaginite aiguë ; dans ce cas,
elle est généralisée pendant un certain temps,
elle peut même rester généralisée pendant toute
sa durée, mais c'est l'exception et presque toujours, on trouve alors un état général de la malade
permettant d'expliquer cette persistance. Martineau qui regardait comme ayant une grande importance l'état diathésique des malades, regardait
la scrofule comme prédisposant à cette persistance de la vaginite. Suivant lui, certaines
formes de vaginite chronique ne se rencontrent
que chez des malades strumeuses, telle la vaginite granuleuse. « Les granulations font défaut,
alors que la malade n'est pas atteinte de maladie

constitutionnelle ou diathésique. » Cette notion de l'influence de l'état diathésique des malades sur la forme et l'étendue de la vaginite, n'est pas admise par tous les auteurs : cependant il nous a paru, à nous aussi, qu'elle devrait être conservée. Je ne saurais affirmer qu'elle a autant d'importance que lui en attachait Martineau, mais dans les cas que j'ai eus sous les yeux, de vaginite granuleuse entre autres, j'ai presque toujours pu vérifier l'exactitude de cette coïncidence.

Enfin, la vaginite chronique peut être la suite d'une inoculation de pus uréthral ; elle peut être secondaire à l'uréthrite ; beaucoup moins fréquente, cette succession de lésions n'en existe pas moins et quelques observations prises avec soin ont pu permettre de constater une uréthrite sans vaginite, qui, plus tard, sous les yeux de l'observateur, donnait lieu à une inoculation secondaire du vagin.

Variétés cliniques de la vaginite chronique. — Les lésions de la vaginite blennorrhagique chronique varient avec la forme que l'on a sous les yeux. On peut en décrire deux formes distinctes. La *vaginite chronique simple* et la *vaginite granuleuse*.

La *vaginite chronique simple* se révèle à la malade par un écoulement plus ou moins abondant. Tantôt à peine coloré, il peut prendre une teinte plus ou moins jaune, tantôt il est franchement vert, tachant le linge comme le pus de la période aiguë. Cet écoulement vient faire issue au dehors, dans d'autres cas, il peut rester retenu dans le vagin ; chez certaines jeunes femmes, dont l'orifice vulvaire est contracté, le pus s'accumule dans le vagin et jaillit en quelque sorte au dehors, lorsqu'on vient à pratiquer le toucher. Ce liquide est généralement peu épais ; dans nombre de cas, il tapisse toute la paroi vaginale et lui adhère assez fortement, lui donnant une teinte laiteuse, qui disparaît quand on essuie la muqueuse. Cette teinte laiteuse de l'écoulement est assez fréquente, généralement coïncide avec une plus grande abondance.

Le liquide qui séjourne dans le vagin est parfois mousseux ; il renferme une multitude de bulles d'air. Je ne saurais mieux le comparer qu'à des œufs battus en neige. Cet aspect, que j'ai rencontré plusieurs fois, sans qu'aucun autre phénomène se montre en même temps, ne m'a pas paru avoir été signalé. Je ne lui attribue aucune importance spéciale, et il ne me paraît pas en présenter. Cependant la cause même de cet aspect, que j'ai recherchée, m'échappe complètement.

Très souvent, le liquide purulent s'accumule dans le cul-de-sac postérieur. A un examen superficiel au spéculum, il pourrait passer inaperçu. Le vagin dans toute son étendue semble sec et sain, et ce n'est qu'en déplissant le cul-de-sac postérieur, qu'on trouve une couche purulente tapissant toute cette région profonde et parfois une véritable collection, ayant à peu près le volume d'une noix.

Le pus n'est pas uniformément répandu et il arrive fréquemment, surtout si l'on a affaire à une femme ayant soin de sa personne, qu'il se loge dans les plis vaginaux où seulement on peut le retrouver, il forme ainsi de véritables stries sinueuses, blanches, très nettes, occupant le fond des sillons.

Par le toucher, on peut sentir des modifications dans la consistance des parois vaginales; si la vaginite dure depuis longtemps, on trouve une sorte d'épaississement des parois; le vagin est rugueux, ne présente plus sa souplesse normale; le canal vaginal semble rétréci. Les plis vaginaux, saillants, donnent souvent la sensation de petits mamelons hérissant le sommet des plis; cette sensation est presque toujours due à la présence de granulations plus ou moins nombreuses.

L'examen au spéculum fait constater la présence du pus sur laquelle j'ai suffisamment insisté. Il faut essuyer la muqueuse pour voir l'aspect réel qu'elle présente, on trouve alors une coloration rosée, parfois ardoisée de la muqueuse; mais on est dans presque tous les cas surpris de voir combien est limitée la région malade. Dès l'introduction du spéculum, on trouve un flot de pus, distendant les parois du vagin, et on s'attendrait à trouver une vaginite étendue, généralisée, intense; on est tout surpris, et cela dans la majorité des cas, lorsque l'on a essuyé la muqueuse, de la trouver saine dans la plus grande partie de son étendue, présentant sa coloration normale, peut-être un peu plus rose; on ne trouve aucune de ces lésions, auxquelles tout semblait devoir faire penser.

La blennorrhagie n'occupe généralement que le cul-de-sac postérieur. La muqueuse est rouge, rouge vif, présentant parfois de petites érosions, dues à l'exfoliation épithéliale.

Dans la *forme granuleuse*, on trouve les parois vaginales épaissies, rugueuses, se ployant sur le doigt. L'introduction du spéculum est douloureuse, pénible, difficile, et dans quelques cas, détermine un léger suintement sanguin.

Les plis vaginaux ne se laissent déplisser qu'avec la plus grande difficulté. Sur toute l'étendue de la muqueuse, à la vue, on constate la présence de granulations variant du volume d'un pois à un grain de raisin ; d'autres, ce sont les plus nombreux, ont le volume d'une tête d'épingle : dans nombre de cas, le vagin est tapissé tout entier de ces petites saillies et donne la sensation de la langue de chat. Cette forme ne se rencontre que dans les cas d'une durée très prolongée ou ayant succédé à une vaginite aiguë extrêmement intense. Elle a peu de tendance à la guérison spontanée et son pronostic, si elle n'est pas soignée, présente une certaine gravité.

Aux lésions du vagin, s'ajoutent inévitablement les lésions concomitantes du côté de l'utérus, du côté de l'urèthre, ou de la vulve. La vaginite chronique, ainsi que nous l'avons dit, n'étant que la conséquence d'une inoculation de voisinage, il est évident que l'on doit toujours trouver en même temps qu'elle, la lésion qui la détermine et l'entretient.

Cette notion de la multiplicité des lésions est d'une grande importance au point de vue du diagnostic. Tous les auteurs s'accordent, en effet, pour reconnaître l'extrême difficulté que l'on éprouve à diagnostiquer la nature d'une vaginite se présentant seule à l'observateur. On a tenté et avec juste raison, de chercher un critérium diagnostique dans l'examen bactériologique du pus de la vaginite chronique. Lorsqu'on trouve les gonocoques révélateurs, on ne peut hésiter sur la nature de l'écoulement ; mais il faut savoir que les cas sont nombreux où quoique blennorrhagique, l'écoulement ne présente pas de micro-organismes caractéristiques, et tout au moins au moment où on fait l'examen. Dans le pus de la vaginite chronique, il peut manquer, avoir été détruit ou être introuvable. Le gonocoque « est susceptible de s'atténuer et de conserver à l'état latent ses propriétés nocives, jusqu'à ce qu'elles se réveillent dans un milieu favorable ».

De plus, nombre d'écoulements vaginaux peuvent être dus à d'autres causes que la blennorrhagie, que leur aspect extérieur ne permet que difficilement de distinguer.

C'est dans l'état des organes voisins que l'on devra chercher les éléments du diagnostic. L'urèthre devra être examiné avec soin et il faudra savoir découvrir l'uréthrite chronique si fréquemment la compagne fidèle de la vaginite. C'est dans le col utérin que l'on devra chercher les microbes révélateurs, et l'origine de la blennorrhagie vaginale.

Le diagnostic sera d'autant plus important à établir que le pronostic de la vaginite est grave, et que par suite il doit conduire le chirurgien à un traitement actif, énergique et curatif. La vaginite est très rebelle, et l'on voit « des inflammations anciennes qui paraissent éteintes se réveiller sous l'influence d'une cause occasionnelle, l'excès du coït, refroidissement pendant les règles, fatigue exagérée, état puerpéral. Il y a dans cette marche quelque chose qui rappelle l'allure des vieilles blennorrhagies ou gouttes militaires chez l'homme ». (Pozzi.)

La vaginite chronique présente une gravité considérable, non pas par elle-même, mais parce qu'elle est l'indice d'une lésion ancienne, chronique d'origine ancienne et en particulier de l'utérus. Elle révèle la blennorrhagie profonde, et par suite doit tenir en éveil le chirurgien qui sait combien peuvent être funestes les localisations profondes du gonocoque. Toute vaginite chronique est presque toujours, je le répète encore, la conséquence d'une métrite blennorrhagique, elle doit donc mettre en garde et avertir que la malade est exposée à tous les dangers de la métrite blennorrhagique.

Il faut aussi signaler le danger qu'elle présente au moment de l'accouchement; c'est elle qui causera, dans la plupart des cas où elle est observée, les opthalmies purulentes du nouveauné, dont les yeux restent, en contact plus ou moins prolongé dans l'excavation, avec le pus contenu dans le vagin, ou sont contaminés par le doigt de l'accoucheur ou de la sage-femme qui a touché plus ou moins fréquemment la mère pendant le travail.

Je n'insiste pas ici sur la gravité de ce pronostic. j'aurai à y revenir en parlant de la métrite.

Chez les petites filles, la vaginite blennorrhagique, qui a été niée pendant de si longues années, ne fait plus de doute actuellement; elle présente les mêmes caractères de chronicité que chez l'adulte et je ne veux m'y arrêter. Le seul intérêt qu'elle présentait autrefois était l'étiologie mal définie qu'on recherchait ; l'opinion est faite maintenant et la blennorrhagie est ici encore la cause la plus fréquente de cette vaginite. Elle présente la même gravité que chez l'adulte et peut s'étendre aussi à l'utérus, aux trompes et au péritoine. « Sænger a observé des pyosalpingites chez des sujets vierges, qui ne s'expliquent que par une infection gonnorrhéïque sans coït, par contact. J'ai opéré moi même, un cas de ce genre, récemment. Un fait de péritonite généralisée, rapporté par Welander, concernait une petite fille de 5 ans ; j'en ai observé un cas à Lourcine, chez une jeune fille ; ces faits sont excessivement rares, mais la mort par pelvi-péritonite suppurée, suite de pyosalpinx peut, assez souvent, être la conséquence de l'infection blennorrhagique. » (Pozzi.)

Traitement de la vaginite chronique. — Le traitement de la blennorhagie vaginale chronique comprend deux indications formelles. D'une part, traiter la vaginite elle-même, d'autre part supprimer la cause qui a déterminé et entretient l'infection locale.

La première indication sera remplie en instituant le traitement approprié à chacune des localisations blennorrhagiques que l'on aura découvertes, accompagnant la vaginite. C'est ainsi qu'on aura à traiter l'uréthrite, la prœuréthrite, la vulvite ; je renverrai sur ce point aux différents chapitres qui ont trait à ces localisations, et surtout, on devra diriger une thérapeutique active et efficace contre la métrite, je le répète encore, la cause la plus fréquente de la vaginite chronique; je m'occuperai de ce traitement dans le chapitre suivant.

Si on supprime toutes ces lésions de voisinage, qui sont les véritables lésions graves, la vaginite, qui n'est en quelque sorte qu'un épiphénomène, sera facile à guérir, pendant le temps nécessaire qu'on emploiera à supprimer ses causes. Elle se guérira facilement, et en très peu de temps, si elle ne reçoit plus une inoculation, en quelque sorte constante.

Il suffira d'instituer un traitement antiseptique énergique; et le vagin étant largement ouvert, facilement accessible, on pourra porter les agents en contact même avec tous les points sur lesquels on voudra agir.

Des lavages faits deux fois par jour avec la solution aqueuse de sublimé à 1 1000, faits largement, seront d'une grande efficacité, surtout si on a le soin de rincer, en quelque sorte, le vagin avec le doigt introduit dans sa cavité, pendant que se fait l'écoulement du liquide antiseptique. Grâce au doigt, le vagin se trouve déplissé, le liquide pénètre dans tous les plis, entraîne avec lui le pus virulent qui se trouve en contact avec la muqueuse, et jusque dans les culs-de-sac, atteint les éléments virulents. Après chaque lavage, on fera un tamponnement (je ne dis pas on mettra un tampon, avec de l'ouate sèche iodoformée, de façon à ce que le vagin soit étalé à la surface du tampon, et que la muqueuse ne soit nulle part en contact avec elle-même. Le tampon s'imbibe des sécrétions et agit à la fois comme « antiseptique et comme agent de drainage et d'assèchement ».

Dans les cas où l'écoulement est très abondant, la muqueuse rouge vif, on se trouvera bien d'une cautérisation avec le chlorure de zinc (Fritsch) à la dose de 10 gr. pour 1 litre, ou avec du nitrate d'argent 1/30. Enfin je pourrais ici renouveler toute la longue liste des médicaments qui ont été employés en injections : créoline, permanganate de potasse, acide phénique ou borique, alun, tannin, coaltar saponiné, résorcine, chloral, bleu de méthylène.

Enfin à ce traitement local toujours efficace, j'ajoute volontiers les bains répétés tous les jours ou tous les deux jours, en ayant soin de maintenir le vagin ouvert avec la canule vaginale grillagée. Cette médication donne les meilleurs résultats, et en peu de temps, par ces deux moyens combinés, la vaginite chronique cède très facilement.

Lorsqu'une femme enceinte est atteinte de blennorrhagie vaginale chronique, il ne faut pas hésiter à lui appliquer le traitement, que je viens d'indiquer. Il faut savoir que, pour elle, le pronostic est beaucoup plus grave, et qu'elle est exposée après son accouchement à toutes les propagations internes de la blennorrhagie. On ne peut guère espérer la guérir de sa métrite blennorrhagique concomitante ; la grossesse interdit tout traitement actif ; mais il faut et on doit agir sur la vaginite, c'est diminuer d'autant les chances d'inoculation oculaire par le nouveau-né. On aura donc recours aux injections, aux lavages intra-vaginaux à 1/1000 de solution de sublimé tiède et aussi aux tampons. Les bains seront très fréquents, et il faudra, au moment de l'accouchement, redoubler de précautions et de soins pour désinfecter la cavité vaginale, qu'on ne pourra, je le répète, mettre à l'abri de toute nouvelle contagion qu'après l'accouchement, lorsqu'on pourra agir sur la blennorrhagie cervico-utérine.

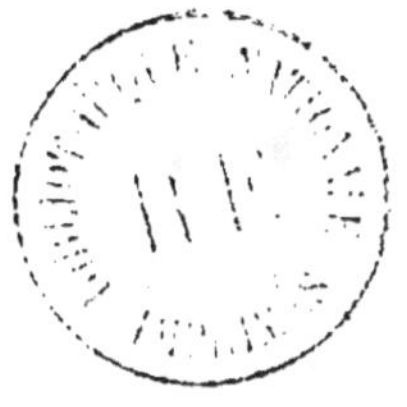

TABLE DES MATIÈRES

VOL. I

	Pages
Introduction	1
I. Aperçu historique	6
Recherche du gonocoque chez la femme	17
Nature de la blennorrhagie féminine	20
Des infections mixtes	24
II. Etiologie	26
De la blennorrhagie de l'homme comme cause de la blennorrhagie de la femme	27
Fréquence de la blennorrhagie féminine	30
Du rôle de l'âge dans l'étiologie de la blennorrhagie féminine	34
Etiologie de la blennorrhagie chronique d'emblée	37
Période d'incubation	38
Causes extra génitales de la blennorrhagie	42
De la contagiosité de la blennorrhagie féminine	43
Causes accessoires favorisant l'inoculation blennorrhagique	51
Blennorrhagie maternelle et opthalmie des nouveau-nés	53
Causes de quelques localisations extra-génitales de la blennorrhagie	57
Etats constitutionnels et blennorrhagie	61
III. Etude clinique	65
1. Blennorrhagie aiguë.	
Symptômes subjectifs et marche de la blennorrhagie aiguë	66
Symptômes objectifs. — Vulvite aiguë	72
Uréthrite aiguë	76
Vaginite aiguë	76
Le col utérin dans la blennorrhagie aiguë	84
Marche clinique de la blennorrhagie aiguë	88
Des généralisations de la blennorrhagie aiguë	91

Infections mixtes............... 93
Traitement de la blennorrhagie aiguë 95
Vulvite des petites filles...................... 109

II. BLENNORRHAGIE CHRONIQUE.

Etude générale........ 112

1. *Blennorrhagie vulvaire chronique*............ 115
Symptômes objectifs......................... 117
Blennorrhée folliculaire hypertrophique. 118
Blennorrhée folliculaire congestive....... 120
Marche de la blennorrhée vulvaire... 122
Abcès folliculaires et fistules..... 123
Traitement de la blennorrhée vulvaire....... 130
Bartholinite chronique et fistules de la glande
vulvo-vaginale........ 138
Bartholinite aiguë..................... 143
Bartholinite chronique.............. ... 147
Traitement de la bartholinite aiguë et chro-
nique.................................... 157

2. *Blennorrhagie uréthrale chronique*............ 162
Fréquence de l'uréthrite.................... 162
Prœuréthrite blennorrhagique.,............ 166
Uréthrite chronique........ 176
Uréthrite antérieure..... ....·· . 177
Uréthrite totale...................... 179
Uréthrocèle vaginale.......... ....·... 181
Variétés cliniques de l'uréthrorrhée......... 186
Uréthrite proliférante.................... 186
Uréthrite fibreuse...................... 190
Traitement de l'uréthrite chronique......... 195

3. *Cystite blennorrhagique*...................... 209
Uréthro cystite........................... 211
Cystite blennorrhagique vraie.............. 214

4. *Blennorrhagie vaginale chronique*............. 220
Variétés cliniques de la vaginite chronique... 222
Vaginite chronique simple.............. 222
Vaginite granuleuse................. 225
Traitement de la vaginite chronique.... 228

Châteauroux. — Imp. A. Majesté et L. Bouchardeau.